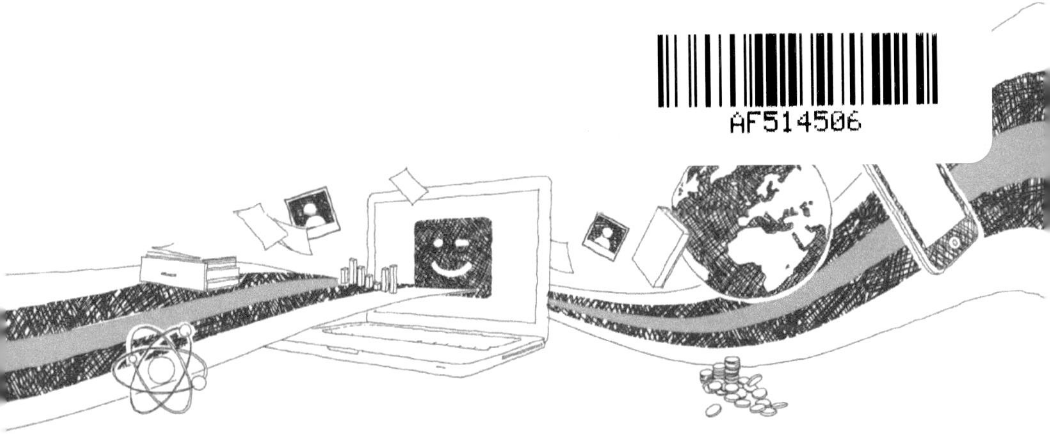

Bibliografische Information der Deutschen Nationalbibliothek:

Die Deutsche Bibliothek verzeichnet diese Publikation in der Deutschen Nationalbibliografie; detaillierte bibliografische Daten sind im Internet über http://dnb.d-nb.de/ abrufbar.

Coverbild: Juien Tromeur @Shutterstock.com

Impressum:

Druck und Bindung: Books on Demand GmbH, Norderstedt Germany
ISBN: 9783668487451

Dieses Buch bei GRIN:

https://www.grin.com/document/368414

Martina Dohnal

Mit Mentaltraining zu einem gesunden Körper

Hilfe zur Selbsthilfe

GRIN Verlag

Diplomarbeit

im Rahmen der Ausbildung Diplomierte Mentaltrainerin

eingereicht am

GESU Institut

Mit Mentaltraining zu einem gesunden Körper

Hilfe zur Selbsthilfe

Martina Dohnal

Februar 2017

Überarbeitung 2018

Danksagung

An dieser Stelle möchte ich bei dem Gesu-Institut, insbesondere Thomas Kayer und Harald Pachner, für die praxisnahe und übungsreiche Ausbildung am wunderbaren Ort Lanzarote bedanken. Ebenso danke ich Gaby Triebel für das Näherbringen von Yoga und den wundervollen Gesprächen.

Tiefe Dankbarkeit empfinde ich für meinen Mann, der mich am Weg meiner Ausbildungen stets begleitet und liebevoll unterstützt. Sein ständiges Nachfragen und seine Bereitschaft darüber zu diskutieren brachte mich an dem Punkt, an dem ich mich heute befinde. Ohne seinen Beistand könnte ich heute nicht den Beruf ausüben, der mir so viel Spaß macht.

Danke auch für den Zuspruch meiner Freunde und Freundinnen sowie der aufgebrachten Geduld mit mir. Das gilt auch für meine Kinder. Danke.

Vorwort

Ich stehe seit 29 Jahren im Berufsleben und meine Tätigkeiten waren, immer angepasst an meine jeweilige Lebenssituation, sehr unterschiedlich. Schon sehr früh Mutter geworden erprobte ich mich in Jobs wie Hausbesorgerin, Tagesmutter und Leihsekretärin. Ohne Nachweis über sein Können und formaler Ausbildung ist es faktisch unmöglich „gute" Arbeit zu finden. In den ersten Berufsjahren ging es also nicht darum, den Beruf meiner Träume auszuüben, sondern überhaupt Arbeit zu haben.

Bei der „Auszeit" bei meinem dritten Kind nutzte ich die Zeit mich weiterzubilden, um bessere Perspektiven für mein Arbeitsleben zu haben. Bei der Entscheidung, in welche Richtung ich mich entwickeln möchte, ging es aber wiederum nicht vordergründig um den Punkt, was mich interessiert (wie z.B. Psychologie), sondern darum, was ich gut kann und wo ich gute Entwicklungsmöglichkeiten hatte und habe. Die Entscheidung fiel auf den kaufmännischen Bereich und so absolvierte ich alle notwendigen Lehrgänge für die Bilanzbuchhaltung, Personalverrechnung sowie Controlling.

In der folgenden Zeit konnte ich sehr viel Erfahrung in Führungsarbeit, insbesondere was Führungsqualität ist bzw. sein sollte, sammeln. Es kristallisierte sich immer mehr das Bedürfnis heraus, meine Energie und Arbeitskraft nicht ausschließlich in mein fachliches Gebiet zu investieren, sondern meine vielen Erfahrungen sowie mein psychologisches Interesse zu nutzen, um mich mehr der Persönlichkeitsentwicklung zuzuwenden. Um meine fachliche Kompetenz an andere Personen weiterzugeben erwarb ich das Zertifikat der Fachtrainerin für Erwachsenenbildung. Berufsbegleitend studiere ich BWL und Wirtschaftspsychologie, um die psychologischen Hintergründe der handelnden Personen besser kennenzulernen.

Die Ausbildung zum systemischen Coach sehe ich als weiteren Schritt zur Schnittstelle zwischen dem Menschen in der Organisation und den wirtschaftlichen Anforderungen. Es folgten weitere Zusatzausbildungen im Bereich Coaching: Wing-Wave Coach sowie ein Vertiefungsseminar für die Arbeit mit dem Systembrett.

Die Ausbildung zur Mentaltrainerin war einerseits eine persönliche Bereicherung und andererseits die Bestätigung für meinen gewählten Weg. Aus meiner Sicht kann Coaching ohne Mentaltechniken keinen nachhaltigen Erfolg bei veränderungswilligen Menschen bewirken.

Inhaltsverzeichnis

1 Einleitung

Um als MentaltrainerIn arbeiten zu können, bedarf es einiges an Hintergrundwissen. Erfolgreiches Mentaltraining setzt die richtige Einstellung und das Wissen um die Materie von dem / der MentaltrainerIn und ebenso die Bereitwilligkeit für Veränderung des Coachees voraus. Mentaltraining ist nicht gleichzusetzen mit Coaching. Beide Formen haben das Ziel, Hilfe zur Selbsthilfe zu geben und gelten nicht als Therapie. Der Unterschied liegt in den Werkzeugen und Techniken und wie der Name schon zum Ausdruck bringt, ist Mentaltraining eine geistige Form eines Trainings und bedeutet das bewusste Umsetzen von Inhalten, planmäßig und wiederholt. Coaching umfasst vor allem die Prozessführung eines Coachingprozesses.

In dieser Arbeit fasse ich die wichtigsten Themengebiete inklusive einiger Techniken rund um das Mentaltraining zusammen und zeige die Bedeutung von Mentaltraining für die Gesundheit auf.

Das Thema Gesundheit ist ein sehr zentrales Thema für mich, da in mir, aufgrund massiver gesundheitlicher Probleme vor einigen Jahren, eine große Veränderung in meinem Denken und Einstellungen stattgefunden hat. Allerdings war mir noch nicht bewusst, dass Persönlichkeiten wie z. B. Luise Hay nicht nur spirituelle Weisheiten und Hilfestellungen vermitteln, sondern ihre Techniken mentales Training darstellen. Mit dem gewonnen Wissen aus der Ausbildung zur Mentaltrainerin schließt sich nun der Kreis für mich.

2 Einführung in das Mentaltraining

Im ersten Schritt geht es darum, das Denken zu verstehen und zu bemerken, um nicht vom Denken benutzt zu werden. Im zweiten Schritt wird das Denken bewusst gemacht, sich darauf zu konzentrieren. Im dritten Schritt folgt das „Freundschaft schließen“ mit dem Denken, um sich nicht gegenseitig zu sabotieren.

Ist jemand im Flow[1], gibt es keine Denkprozesse und kein Werte. Es gibt keine Stimme, die alles Tun kommentiert, man ist ganz „bei sich“ (das Kommentieren ist wie ein Zwei-Kanalton ohne Ausschaltknopf). Flow ist auch gleichzeitig ein mentales Training, und immer, wenn wir trainieren, werden wir darin besser.

2.1 Mind-Set, Roger-Bannister-Effekt und Pinguin-Prinzip

Unser Verstand ist ein sehr einfach gestricktes Tool, das Realitäten erzeugt und diese dann für wahr hält. Für jede dieser „Wahrheiten“ finden sich auch Argumente, die einem Recht geben. Das Erleben der Welt hat nichts damit zu tun, was wirklich ist, sondern orientiert sich an unseren Erfahrungen, Konzepten usw. Damit hat sich nicht die Welt, sondern das subjektive Empfinden / Erleben des Einzelnen zu ändern. Es gilt zu entdecken, was kann ich trainieren, damit es mir besser geht. Dazu ist es notwendig zu wissen, was ich bis jetzt trainiert habe. Unsere Einstellungen, Wertehaltungen, Glaubenssätze ergeben unser **Mind-Set**. All unser Denken in diesem Mind-Set trainiert aber immer nur unsere Gegenwart und nicht das, was wir uns in unserer Zukunft wünschen. Wenn das Mind-Set vom „Brauchen“ definiert ist, wird auf Dauer keine Zufriedenheit möglich sein (viel attraktiver ist die eigene Ausstrahlung und das Leben, wenn das Mind-Set aus „Ich brauche niemanden, um selbst innerlich glücklich zu sein“ besteht).

Mentales Training kann also helfen, ungewolltes Denken zu stoppen und stattdessen nur das zu denken, was wir wollen. Sind wir gelassen und selbstehrlich, werden Zweifel vermindert und sich selber mehr vertraut. Wir haben eine Theorie und dazu wollen wir die Praxis gestalten. Das braucht davor aber die Erkenntnis, nicht nur eine theoretische Anleitung. Diese beginnt schon beim Erkennen der Ebenen des Wirkens. Es gibt für uns alle eine sichtbare und eine nicht sichtbare Ebene. Die sichtbare Ebene erfolgt über die Wahrnehmung unserer Sinne. In der nicht sichtbaren Ebene liegt der Ursprung für die sichtbare Ebene, das sind unsere Meinungen, Sichtweisen, Einstellungen, Haltungen usw. Wenn wir in der nicht sichtbaren Ebene tiefe Glaubenssätze für wahr halten, wird sich das auf der

---

1 Flow ist ein beglückend erlebtes Gefühl, eine völlige Vertiefung und Aufgehen in einer Sache der Tätigkeit wegen (Csikszentmihályi, 2010).

sichtbaren Ebene zeigen. Wenn diese Glaubensbarriere zerbricht, ändert sich auch sichtbar etwas. Dieses Phänomen zeigte der **Roger Bannister Effekt**. Bis 1954 glaubten alle Leichtathleten, dass kein Mensch eine Meile unter vier Minuten laufen kann. Roger Bannister schon, weil er diesen Rekord unbedingt brechen wollte. Als er es am 6. Mai 1954 schaffte, gelang es noch weiteren 37 Läufern im selben Jahr und über 300 Läufer im Jahr darauf.

Unser Verstand hilft und analysiert alles aus der sichtbaren Ebene, bietet allerdings keine Lösungen an, mit dem Leben umzugehen.

In jedem Menschen schlummert vorhandenes Potential, dieses gilt es zu aktivieren. Das benötigt einen Erfahrungsraum, der im Mentaltraining geschaffen wird.

Das **Pinguin-Prinzip** von Eckhart von Hirschhausen besagt, dass es wichtig ist, sich auf die Stärken zu konzentrieren und sich nicht damit zu beschäftigen, die Schwächen zu verbessern. Jeder ist nur in dem gut, wo die jeweiligen Stärken liegen. Einzigartig kann jeder nur werden, der die Stärken weiter stärkt. Kein Mensch kann sich komplett und grundsätzlich ändern, nicht mit Training, mit Coaching oder Therapie. Es gilt seine Stärken, sein Potential zu finden und sich auf diese zu konzentrieren (Von Hirschhausen, 2011).

Ein Schritt, dass dies gelingt, vor allem auch, um das, für einen das jeweils passende Mind-Set, anzusprechen ist, „Zieldenken“ zu lernen. Dies führt zu Zielformulierungen. Denn die Lösung eines Problems kann nie auf der gleichen Ebene des Denkens gefunden werden, wo es entstanden ist.

<u>Methode „Zieldenken“ = „Immer die Lösung vor Augen“:</u> Damit wird die Konzentration und die Energie auf das gelenkt, das man haben will. An die Aufgabe wird bei jeder passenden Gelegenheit daran gedacht und gesprochen wo man hin will. Wichtig ist hierbei immer mit positiven Formulierungen zu arbeiten (Worte wie kein, nicht, weniger, nicht mehr usw. behindern die richtige Richtung).

2.2 Innerer Widerstand

Der innere Widerstand entsteht, wenn ich etwas nicht haben will, obwohl es schon da ist. Je nach trainiertem Mind-Set gibt es vom Verstand naive Schlussfolgerungen. Dasselbe gilt umgekehrt, wenn ich etwas glaube zu brauchen und ich habe es nicht. Ist dieser Glaube nicht mehr da, dann wird auf der sichtbaren Ebene Zufriedenheit produziert. Unzufriedenheit, Verletzungen, Kränkungen haben meistens nichts mit der Situation selbst zu tun (mit sichtbarer Ebene), sondern nur mit dem eigenen Erleben. Deshalb funktioniert positives Denken alleine meist nicht, wenn dahinter ein „ich brauche“ steckt. Zufriedenheit ist nur möglich, wenn ich mit dem zufrieden bin, was ich habe.

2.3 Schmetterlingseffekt

Edward Norton Lorenz stellte die Frage: „Kann ein Flügelschlag eines Schmetterlings in Brasilien einen Tornado in Texas auslösen?“ (de Sampaio Kalkuhl, 2015) und meinte damit, dass es große Empfindlichkeiten bei kleinen Abweichung in den Anfangsbedingungen gibt. Jeder Prozess wird beim Zurückschauen kleiner.

Belegt wurde dieser Effekt mit folgenden Forschungsergebnissen: Erstens jedes System ist wechselhaft instabil und stabil und braucht diese Prozesse der Instabilität bzw. Stabilität. Zweitens während instabilen Phasen braucht es nur ganz wenig Energie, um etwas Großes auszulösen.

Der Mensch wünscht sich in jedem Bereich stabile Situationen. Die Natur des Lebens besteht aber aus instabilen und stabilen Phasen. Instabilität ist immer der Beginn der nächsten Stabilität. Das erfordert den Fokus zu vergrößern und unsere Lebenskonzepte von Stabilität zu überdenken. Der Schmetterlingseffekt angewendet auf unser Leben besagt, dass sich alles verändert, wenn sich die Anfangsbedingungen ändern. Das liegt an der sensitiven Abhängigkeit (Quantenphysik). Wir verwenden sehr viel Energie dort, wo es zu keinem Ergebnis führt. Ändert sich die Ausgangssituation nur ganz wenig, ändert sich das Ergebnis signifikant.

3 Psychologische Hintergründe

Mentaltraining ist interdisziplinär zu sehen, es ist Bestandteil in der Psychologie, Sportwissenschaft, Pädagogik, Physiologie und Medizin, Esoterik und Spiritualität sowie in der Achtsamkeits- und Bewusstseinsforschung.

3.1 Worum geht es im mentalen Training?

Das Hauptziel im mentalen Training ist die Konzentration auf das Leben im Hier und Jetzt, in diesem Augenblick. Es gibt in unserem Gedankenkonstrukt jedoch auch die Zukunft und die Vergangenheit. Meine Erfahrungen und Bewertungen bestimmen, ob diese Gedanken negativ oder positiv sind. Durch Änderungen der Bewertungen können aus Sorgen, Ängste und Sätze wie „Was ist wenn …“ Ziele, Visionen, Träume und Visualisierungen werden. Gedanken an Fehler und negative Situationen können ersetzt werden durch Erinnerungen an positive Erlebnisse.

Je größer meine Aufmerksamkeit auf den jetzigen Augenblick ist, desto besser kann ich alle meine Ressourcen nützen. Um das zu erreichen ist es notwendig, den Kopf frei zu machen. Dan Millman, früherer Kunstturner, später Coach von Spitzensportlern, unterrichtet verschiedenste Formen des körperlich-geistigen Trainings, schrieb in seinem Buch „Der Pfad des friedvollen Kriegers“ von seinem Weg zum Hier und Jetzt. Sein Lehrer sprach „Schaff den Müll raus“ und meinte damit das „Kopf-frei-machen“ – denn ein vermüllter Kopf verhindert das Leben im Augenblick. Es geht um das Üben vom „Verstand verlieren“ (Millmann, 2013).

3.2 Was sind die Kernaussagen von mentalem Training?

1.) **Konstruktivismus**: „Der Konstruktivismus ist eine Erkenntnistheorie, die besagt, dass Wirklichkeit und Wissen nicht immer übereinstimmen müssen, da die Wirklichkeit keine objektive Sache ist, sondern jeder konstruiert sich seine Wirklichkeit selbst[2]. Daher hat jeder Mensch seine eigene Wirklichkeit. Die eigene Wirklichkeit entsteht durch ein vom Gehirn erzeugtes Bild der Wirklichkeit mit Hilfe der Sinneswahrnehmungen. Es gibt keine absolute Wahrheit.“ (Dohnal, 2015). Schon Watzlawick hat in seinem Buch „Wie wirklich ist die Wirklichkeit“ festgestellt, dass jeder die Welt auf seine / ihre eigene Art sieht und jeder Mensch selbstständig denken und entscheiden

---

[2] Gabler Wirtschaftslexikon

kann (Watzlawick P. , Wie wirklich ist die Wirklichkeit, 2015). Diese Autonomie im Geiste ist ein ethischer Grundsatz im Mentaltraining.

2.) **Kognitive Verhaltenspsychologie** – bewusste Förderung / Steuerung des Performancequadrats bestehend aus vier Ebenen: Denken, Emotionen, Körper und Handeln. Diese vier Ebenen signalisieren die Wechselwirkung von Gedanken und Verhalten. Das Verhalten wird durch das Denken beeinflusst, das Denken durch das Verhalten, es entstehen Emotionen und Reaktionen im Körper.

3.3 Mentaltraining der zwei Stufen

Basierend auf dem Stressmodell nach Lazarus (Lazarus, 1968) und dem Konstruktivismus wird das Mentaltraining in zwei Stufen unterteilt. Auf der ersten Stufe erfolgt die Bewertung einer Situation nach Erfahrungswerten, der Persönlichkeit, der Erziehung, dem aktuellen Befinden. Die Bewertung bestimmt, welche Brille aufgesetzt wird: grüne Brille bedeutet kein Stress, aber Herausforderung oder ein „sich schönreden"; gelbe Brille ist neutral, kein Stressempfinden, es tangiert nicht. Die Bedeutung der roten Brille zeigt Belastung und Stress, Wahrnehmung als gefährdend, bedrohlich.

Die zweite Stufe sind die mentalen Werkzeuge, das Bestreben, schnell zu einer Lösung zu kommen, am besten gleich in der ersten und zweiten Einheit eines Trainings eine Technik mitgeben (sind oft Pseudointerventionen = Placebo-Effekt, weil das Wissen um die Technik oft schon ausreicht). Wichtige Werkzeuge im Mentaltraining sind die Visualisierung (positive Beschäftigung mit der Zukunft), die Konzentration, Aufmerksamkeit, das Hier und Jetzt, die Kommunikation, Quick Wins und Entspannung, das positive Denken, Ziele sowie Atemtechniken.

3.4 Quick Wins für Stresssituationen

Die Wechselwirkungen von Stresssituationen auf dem Performancequadrat zeigen, wie hilfreich Quick Wins funktionieren. Quick Wins sind Atemübungen, die entweder eine Entspannung oder eine Aktivierung hervorrufen können. Durch die Atmung kann ich indirekt das vegetative Nervensystem beeinflussen und den Puls regulieren.

Was passiert bei Stress? Im Körper wird es heiß oder kalt, man bekommt Herzrasen, nasse Hände, ist eventuell kurzatmig und hat eine unrhythmische Atmung. Die Gedanken sind meist negativ, es folgen Konzentrationsprobleme, Tunnelblick und Chaos ist die Folge. Mit den Emotionen der Gereiztheit, Aggression und /

oder Angst werden Handlungen gesetzt wie, hektisch, schneller und lauter werden. Vermeidungstaktiken, aber auch Handgreiflichkeiten können passieren.

Kayer und Payne haben dafür je vier Atemübungen zur Aktivierungsregulation entwickelt, die erste Übung dient der Entspannung, die zweite der Aktivierung:

1) Luftballon: Beim Einatmen vorstellen, dass sich der Bauch wie ein Luftballon mit Luft füllt und beim Ausatmen wieder ausgeht.

   Ententanz: Füße springen einmal auswärts und dann einwärts. Im Gegenzug dazu werden die Hände zuerst nach innen und dann nach außen gedreht.

2) Atemrhythmus: Ausatmen länger als einatmen, wirkt entspannend.

   Stoß Atmung: In den Bauch einatmen und dann doppelt so schnell und aktiv aus dem Bauch heraus die Luft mit einem kräftigen Stoß ausatmen.

3) Weg der Luft: Bewusstes Einatmen von der Nase über die Lungen in den Bauch und bei Ausatmen die Luft weiter in das Becken und durch die Beine in den Boden atmen (gute Erdung).

   Abklopfen des Körpers: Festes Abklopfen aktiviert Kreislauf und Konzentration.

4) Ruhe ein, Spannung aus: Beim Einatmen „Ruhe ein“ und beim Ausatmen „Spannung aus“ gedanklich vorsagen (eventuell Atem auch eine warme, angenehme Farbe beim Einatmen und kalte, raue Farbe beim Ausatmen geben).
   Kung-Fu Gymnastik: Einatmen und beim Ausatmen schnelle Boxbewegungen links und rechts (ev. laut Kung Fu dazu sagen) machen.

4 Erkenntnisse aus dem Sportmentaltraining

Mentaltraining im Sport ist allgemein bekannt und weltweit anerkannt. Die Akzeptanz, dass diese Erkenntnisse ebenso für alle anderen Bereiche (Business, Privat, Beziehung, Kinder) angewandt werden können, entwickelt sich erst. Es gibt immer noch Mythen über mentales Training, dass dieses lediglich für „Kranke und Psychos“ bzw. nur für SpitzensportlerInnen ist. Die Nützlichkeit wird in Frage gestellt und die Vorstellung, dass dieses sofort Erfolg bringt ist vielfach falsch. Meine Erfahrungen zeigen mir, dass in gewissen Situationen bestimmte Techniken sofortigen Erfolg möglich machen, aber für nachhaltige Änderungen von Glaubensmuster und Einstellungen bedarf es längerem Trainings.

4.1 Die Macht der Ziele

Es gibt zwei Varianten, sich für das Ziel zu motivieren:

1) Das Ziel immer vor dem Auge zu haben, die Definition erfolgt über das Ziel.
2) Schritt für Schritt – motiviert über die Tätigkeit, im Hier und Jetzt.

Welche Variante der Motivation gewählt wird, ist abhängig vom Moment, manche Menschen tendieren eher zu Punkt eins, andere zu Punkt zwei. Je nachdem, ob das Ziel motiviert für höhere Konzentration oder Druck erzeugt. Emotionale Hintergründe sind sehr wichtig zu reflektieren.

Für den „richtigen“ Weg braucht es Selbstreflexion. Zuerst wird das Ziel / Ergebnis festgelegt, dann erfolgt die positive Formulierung – am besten smart [3], konkret mit einem Endpunkt und mehreren kürzeren Etappen. Es geht um das Tun, also Selbstvertrauen in der Formulierung und Berücksichtigung der Schwierigkeit des Ziels (leicht, mittel, schwer). Für Zielsetzung und Formulierung gibt es kein Regelwerk, kein richtig oder falsch. Die Frage, die sich stellt, sollte sich nicht den Stolpersteinen widmen, sondern: „Was treibt mich zum Ziel an?“ Im Sport gibt es die Faustregel: 10% Zielauseinandersetzung, 90% Zielerreichung!

4.2 Positives Denken und die Macht der Gedanken

Mit positiven Denken (positive Affirmationen, Visualisierungen) soll eine optimistische Grundhaltung erreicht werden. In emotionalen Situationen ist das allerdings schwierig und braucht vorab ein Ventil., Mit dem wichtigsten Grundsatz: „Entwertung der eigenen Person ist nicht erlaubt“, ist dies mit Ärgerrituale zu schaffen. Auch Luise Hay wiederholt in ihren Büchern immer wieder, dass

[3] s = spezifisch, m = messbar, a = aktiv beeinflussbar, r = realistisch, t = terminsiert

Selbstkritik zu nichts führt, außer zur Verstärkung der negativen Situation und des negativen Selbstbildes. Sie arbeitet hauptsächlich zu jeder gewünschten Thematik mit positiven Affirmationen: siehe auch weiter unten Post-It- oder I-Pod-Methode. (Hay, 2004).

Emotionsritual: Wenn der Ärger kommt, dann wäre es sinnvoll nicht mit Reiz-Reaktion zu reagieren, sondern diesen durch Stopp (Mauer) zu verarbeiten („Rauslassen" des Ärgers – im anderen Raum schreien usw.). Den Ärger v. a. bei Sport in die nächste Einheit legen (Sprint). Mithilfe der drei inneren Coaches: Innerer Mentalcoach („Du schaffst es", „Du kannst es", „Es ist ok" – spricht aufbauend, stärkend), innerer Relaxcoach (Atemübungen – spricht entspannend oder aktivierend) und innere Trainer (sagt vor, was für den Weg gerade notwendig ist – spricht handlungsorientiert) kann ein „Attention Spot Drehbuch" geschrieben werden (Kurze Inputs, wie Gespür, auditiv, visuell, taktil in den einzelnen Phasen helfen, um den Fokus wiederzufinden). Wichtig ist ebenfalls, auf harmoniebedürftige Personen zu achten, da die Ärgerphasen bei diesen nach innen gerichtet sind.

Der Fokus sollte nur auf sich gerichtet sein, weg vom Widerstand, das macht uns leistungsfähiger. Die Übung „FOKUS" (auf Tanden = Gravitationszentrum) kann dabei helfen. Vorstellung: Jeweils eine Stange, ein Seil oder ein Faden geht senkrecht vom Kopf zu den Füßen sowie waagrecht ungefähr zwei Zentimeter unterhalb des Nabels durch den Körper. Die Konzentration zielt genau auf jenen Mittelpunkt, wo sich die imaginären Stangen / Seile / Fäden waagrecht und senkrecht treffen (siehe Methode Centering, Punkt Sieben).

Methode „Visuelles Tool Post-It-Methode": Was erreicht / verbessert werden soll, wird 200-mal (positiv formuliert) aufgeschrieben. Eine Einstellungsveränderung kann nach sechs Wochen erreicht werden. Es entsteht implizites Wissen, auf das im Stressfall automatisch zugegriffen wird.

Methode „Auditives Tool I-Pod-Methode": Aufnehmen der positiven Formulierung und immer wieder abspielen.

Warum funktioniert das? Das liegt an unserer Gehirnstruktur und dem System, das Gedankenmuster und Glaubenssätze in uns „tiefe Wege eintrampeln". Durch bewusstes neues Setzen von Denkmustern können diese „übertrampelt" werden. Je tiefer der Ausgangsglaubenssatz ist, desto öfter ist es notwendig, den neuen Glaubenssatz zu hören, lesen, sprechen, zeichnen usw.

Visualisieren benötigt eine gute Vorstellung. Drei bis viermal pro Woche trainieren reicht dazu aus. Die folgenden fünf Punkte sollten dafür reflektiert werden:

1.) Innen- oder Außenperspektive, das ist ganz variabel verwendbar und bedeutet, sehe ich es von meiner Warte aus, oder von außen.

2.) Lassen sich Micromoves einsetzen. Das sind kleine Bewegungsansätze, die in Gedanken entsprechend der Vorstellung beim Visualisieren durchgeführt werden.

3.) Wie ist die Übungsposition, besser im sitzen, liegen oder stehen.

4.) Eventuell mitsprechen bei der Visualisierung was visualisiert wird.

5.) Mit Entspannung oder Aktivierung auf die Visualisierung vorbereiten, siehe Quick Wins.

Methode „Aufmerksamkeit schenken": Das funktioniert sehr gut bei Themen / Ängste / Schmerzen, die einem nicht mehr loslassen. Es ist wichtig, diese, bei Aufkommen, nicht einfach zu ignorieren, sondern ihnen Aufmerksamkeit zu schenken. Das kann ich durch Namen geben – neutral, ohne oder mit nur wenig Assoziation. Dann begrüßen und eventuell einen Termin geben, weil jetzt gerade kein guter Zeitpunkt ist. Es geht hier vor allem um das Annehmen des Themas. Je mehr Widerstand erzeugt wird, desto mehr Gegendruck wird erzeugt.

Methode „Reframing": Als erste Stufe im Sport soll die bis dahin negative Situation als Trainingsstufe gesehen werden. Reframing heißt, der Bedeutung einen neuen Rahmen zu geben. Mit der Bedeutung ändern sich auch Reaktionen und Verhaltensweisen (Bandler & Grinder, 2010). Es gibt viele verschiedene Arten von Reframing. Die hier vorgestellte Methode soll helfen, die „rote Brille" mit einer „grünen Brille" zu ersetzen und hilft sehr gut in Situationen, die sich vorerst nicht ändern lassen.

Im ersten Schritt werden die Themen gesammelt und als Liste notiert. Dann wird rundherum ein Rahmen und ein zweiter äußerer Rahmen gezogen. In diesen werden die Ebenen eingetragen, was aufgrund der Themen mit der Person passiert (Frustration, Ärger – auf allen vier Ebenen des Performancequadrats abfragen). Im zweiten Schritt wird ein neuer Rahmen gezeichnet (klein und groß). Die Punkte vom äußeren ersten Rahmen kommen jetzt in den zweiten kleinen Rahmen als Liste. Mit Priorisierung werden die drei bedeutsamsten Reaktionen markiert. Dann folgt die Vorstellung, was wäre, wenn ein Weg gefunden werden würde, die Situation zu verändern? („Kann es sein, dass in naher Zukunft …?"; „Ich gratuliere dir, dass du in den nächsten Monaten an dieser Situation arbeiten darfst!")

Schließlich wird die Frage gestellt: „Was würde das mit der Person machen?" Die aufgezählten Punkte werden in den äußeren Rahmen geschrieben. Dann gilt es mit Fragen gezielt auf die positive Wirkung hinzuweisen: „Wenn man sich nur die äußeren Punkte ansieht, sind das positive Sachen?“ Festhalten, dass nur durch die negative Situation diese positiven Punkte erreicht werden können. Das Ziel ist erreicht, wenn die „grüne Brille“ vorhanden ist und auch bewusst aufgesetzt werden kann.

4.3 Training mit inneren Bildern

Schon Aristoteles war überzeugt, dass Denken ohne innere Bilder (Vorstellungsbilder) unmöglich ist (Theiler, 1979).

Capenter Effekt: Eine Bewegung, die gesehen bzw. auch gedacht (schwächer) wird löst die Tendenz zur Ausführung aus. Dies wurde mittels EMD gemessen und eine 80-prozentige Übereinstimmung der Aktivierung im Gehirn festgestellt. Werden Bewegungen also 100-mal in optimaler Ausführung vorgestellt, wird diese im reellen Tun schneller gelernt.

Programmierungshypothese: Über unsere innere Vorstellung wird unsere Zukunft programmiert. Gute Vorstellungsvoraussetzungen können trainiert werden. Für die Vorstellung werden alle fünf Sinne benötigt. Da wir diese meist unbewusst verwenden, konzentriert sich die Übung für 45 Sekunden immer nur auf einen Sinn. Beginnend mit visuell, auditiv, Gespür (Kinästhetik / Entspannung), Geruch (sehr eng mit limbischen System verbunden) und Geschmack. Diese Übung hilft die Sinne im Hier und Jetzt zu erleben.

5 Beziehung und Kommunikation

Kommunikation ist ein umfassendes Thema und die Bücherauswahl ist nicht endend wollend. Laut Konstruktivismus hat jeder Mensch seine eigene Wirklichkeit und die Kunst ist es, diese Wirklichkeiten in Beziehungen einander verständlich zu machen. Im systemischen Ansatz (geprägt von Paul Watzlawick) reicht ein gewagter Blick über den Tellerrand noch nicht aus, um einander zu verstehen. Dadurch entstehen Missverständnisse und Konflikte. Es gilt, Methoden zu finden, die bei der Kommunikation helfen. Die Tools ZÜNIS und MABTOP strukturieren die Kommunikation und bieten Lösungen für erfolgreiches Kommunizieren.

5.1 Inselhüpfen, Rollenwechsel, Wünsche-Modell

Beim Inselhüpfen geht es darum, dass jeder des anderen Insel erkundet. Es werden die Rollen getauscht. Jeder schreibt auf, was er / sie auf der „anderen" Insel erkennt. Oft wird dann festgestellt, dass sich die Sichtweisen der eigenen Betroffenheit und das was der / die andere erkennt nicht so unterschiedlich sind. Das Erkennen reicht meist nicht aus, um in Stresssituationen darauf Rücksicht zu nehmen. Deshalb erfolgt nach dem Zurückkehren in die eigene Rolle das Wünsche-Modell: Es werden drei Wünsch an die Beziehung und damit an den / die andere gestellt. Die Vereinbarung sollte als Experiment für eine bis drei Wochen gemacht werden. Dann folgt eine Reflexion, wie es geklappt hat.

Mit dieser Methode kann es gelingen - abhängig von der jeweiligen Persönlichkeitsstruktur - aus dem Konflikt herauszufinden.

Methode „Operandes Konditionieren" - Positive Verstärkung: Jemand eine positive Handlung / Verhaltensweise zuzuschreiben, ohne dass er / sie es gemacht hat.

5.2 ZÜNIS – Ebenen der Kommunikation, das Analysetool

Z – Zugänglichkeit auf drei Ebenen: Eltern-Ich (fürsorglich oder kritisch), Erwachsenen-Ich (rational, erwachsen, über Tellerrand blickend), Kinder-Ich (rebellisch-trotzig oder angepasst-ängstlich) (Berne, 1991).

Ü = Übertragung – digital (klar, einfach, unmissverständlich) oder analog (interpretierbar, mehrdeutig, nonverbale Kommunikation) (Watzlawick, Beavin, & Jackson, Menschliche Kommunikation: formen, Störungen, Paradoxien, 2011).

N = Nichtkommunikation (nein durch „Höhere Macht", Chaos oder Killerphrasen) (Watzlawick et al., 2011)

I = Inhalt = 4-Ohren Modell nach Schulz v. Thun (Inhalt, Beziehung, Apell oder Selbst-offenbarung) (Schulz von Thun, 2010).

S = Struktur – Drama-Dreieck Täter-Opfer-Retter, Rollen bewusst ansehen und wechseln.

ZÜNIS = Zugänglichkeit finden, Information übertragen, bewusst Reagieren bei Nichtkommunikation, Zurückführen auf Sachebene, welche Information ich bekomme (alle Ohren) sowie Rollen tauschen (Kayer).

5.3 MABTOP – das Lösungstool

M = Metakommunikation – Kommunikationsregeln.

A = Abhängigkeitsberücksichtigung – Perspektivenwechsel, Tellerrand!

B = Bedürfnisberücksichtigung – Autonomie (jeder hat subjektiv recht), Rolle, Status, Verbundenheit (kleinste gemeinsame Nenner), Wertschätzung.

T = Translation – Wechsel von analog in digital – Nachfragen bei Unklarheiten!

O = Ordnen – Gestaltung, Wiederholung von Gehörtem.

B = Brücke – emotional (Verbindung) sowie rhetorisch (Zeit verschaffen, Emotionen abkühlen lassen) wie z.B. „...das ist eine gute Frage ...", "... grundsätzlich sollte man einmal folgendes sagen ...".

5.4 Wie kommt es zu dem was wir sind?

Es geht um die Person, Einstellung, Wertehaltungen und Glaubensmuster.

1.) **Eigenerfahrung** spielt in alle Bereiche hinein und ist teilweise bewusst, teilweise unbewusst.

2.) **Beobachtete Erfahrungen** haben einen wesentlichen Einfluss auf das Verhalten. Bei Versuchen mit Kindern (Bandura, 1977) wurde bestätigt, dass Kinder das Verhalten Erwachsener nachahmen (wurden die in der Versuchsreihe benutzten Stofftiere bedroht oder bestraft oder aber belohnt, Kinder verhielten sich mehrheitlich genauso).

3.) **Sprache**, selbst benutzt oder bei anderen, die Kommunikation untereinander ist gut annehmbar für das Selbstvertrauen.

4.) **Emotionen / Gefühle** wirken auf alle Bereiche ein (z.B. Angst, aber auch Freude in einer bestimmten Situation).

Albert Bandura (Lernprozessforscher) entwickelte 1977 die Selbstwirksamkeitstheorie:

Selbstkonzept – unbewusst, Genetik bzw. Erziehung, Glaubenssätze, Wertehaltungen usw., ist das Konzept von mir und meiner Welt.

Selbstbild – Aus dem Konzept ergibt sich ein Bild von einem „wer bin ich" – ändert sich das Konzept, ändert sich auch das Bild.

Selbstbewusstsein – Aus diesem Bild (Konzept) entwickelt sich das Selbstbewusstsein (Sicherheit/Unsicherheit).

Selbstwirksamkeit – Aus dem Bewusstsein der Stärken kommt der Glaube an die Wirksamkeit. Ist sie gering, bedeutet das, dass das Umfeld schuld ist an der guten Leistung, hohe Selbstwirksamkeit liegt im Vertrauen in die eigenen Fähigkeiten.

Selbstvertrauen – Kommt aus der Selbstwirksamkeit heraus. Ich habe Vertrauen in meine Fähigkeiten und weiß um meine Schwächen. Wird das Selbstvertrauen gestärkt, verändert sich auch das Konzept, das Bild sowie die Wirksamkeit.

Für Beziehungen gibt es eine Faustregel: Kurze Beziehungen leben von der Gleichheit der Personen, lange Beziehungen benötigen auch Unterschiede.

Methode „Stärken stärken" - Stärkenzettel: Ist eine sehr gute Übung in einer Gruppe (Kreis sitzend), auch in der Anfangsphase. Auf einem leeren Blatt Papier wird ganz unten klein der Name geschrieben. Ganz oben, ebenfalls klein aber leserlich werden mindestens zwei Stärken der eigenen Person aufgeschrieben. Dann wird diese Zeile umgeklappt und das Blatt Papier nach links weitergegeben. Jede/r in der Gruppe schreibt auf dem erhaltenen Zettel zu dieser Person (Name steht ganz unten) ebenfalls mindestens zwei (eventuell auch nur vermutete oder eingeschätzte) Stärken dazu und klappt die gerade geschriebene Zeile wieder um und der Zettel wird wieder nach links weitergegeben. Diese Übung bewirkt oft ein Aha-Erlebnis, zum Selbstbild kommt das Fremdbild hinzu.

Methode „Stärkenflüsterer": Funktioniert auch sehr gut im Sport sowie in allen anderen Bereichen und Teams: Bei einer Ansprache an die Gruppe - da dies sehr gut über die Sprache funktioniert - werden Realitäten zugeschrieben. Durch das Suggerieren von Stärken entstehen Copingstrategien[4]. Das funktioniert ebenfalls in der Selbstkommunikation.

[4] Copingstrategien sind Bewältigungsstrategien und bezeichnet die Art des Umgangs mit einer schwierigen Situation.

6 Vertiefung Selbstbild und Innere Stärken

Alle unsere Erfahrungen, die wir im Leben machen und auch „Wahrheiten“, die wir von anderen übernehmen, gestalten unser Selbstbild. Das Selbstbild ist unsere eigene Vorstellung von uns selbst und dient uns als Referenzpunkt. Verändern wir das Selbstbild, verändern wir die Sicht auf uns und auf die Welt. Für eine Veränderung sind Lernerfahrungsräume und Perspektivenänderungen notwendig. Für neue Erfahrungen haben wir die zwei Basisimpulse Verbundenheit und Entdeckergeist, die nach Erfüllung streben. Je früher diese Basisimpulse gestärkt werden, desto besser werden die Selbstakzeptanz und das Selbstvertrauen wachsen. Das Ziel ist es, dass diese zwei Impulse von innen heraus erfüllt werden.

6.1 Selbsterfüllung, Selbstakzeptanz

Der Selbstwert besteht aus dem Selbstbild und dem Selbstkonzept begleitet von der Selbstakzeptanz, dem Selbstvertrauen in die eigenen Fähigkeiten sowie der sozialen Kompetenz und den zwei Basisimpulsen. Ist der Selbstwert gestärkt, dann wachsen auch die kritische Selbstakzeptanz und der Selbsthumor (dieser entkräftet alles Negative) und ermöglicht einen selbstehrlichen Zugang. Das mentale Training schafft diese Erfahrungsräume, um Situationen aus anderen Perspektiven zu sehen und damit neu zu bewerten und sich selbst zu stärken. Für den Aufbau des Selbstwertes braucht es etwas Flexibilität und Gelassenheit, um einzelne Erfahrungen nicht mehr so ernst zu nehmen. Zu vermeiden ist Selbstkritik, die nicht stärken kann, da sie die Aufmerksamkeit auf Schwächen legt. Eine Selbstwertsteigerung kann nur über die Selbsterfüllung erfolgen. Von innen heraus nicht erfüllte Basisimpulse suchen die Erfüllung von außen. Das oberste Ziel ist es, sich selbst diese Erfahrungsräume zu schaffen. Denn es ist eine Freiheit, die Erfahrung zu machen, keine Erwartungen zu haben, nichts zu brauchen. Etwas zu tun oder zu geben, ohne dass ich etwas erwarte, lässt mich innerlich völlig friedvoll werden.

Methode „Das positive Selbstbild“: Benötigt wird ein leeres Blatt Papier, dieses wird vollgeschrieben mit positiven Eigenschaften – Dinge, die man an sich mag, Stärken und auch Dinge, die andere an einen mögen. Mindestens einmal pro Tag lesen.

Variante: als Standortbestimmung oder zum Re-Check – eine Seite mit positiven Dingen und die Rückseite mit negativen Beschreibungen. Hier wird sichtbar, welche Seite der Person leichter fällt. Ist es die negative Seite, dann ist das der Startschuss für eine intensive Auseinandersetzung mit positiven Sichtweisen.

Sind die Basisbedürfnisse nicht erfüllt, dann wird das Leben zum Mittel zum Zweck! Damit schwindet die Produktivität, weil die Impulse für die Erfüllung blockieren. Im Sport gibt es das Phänomen des „Doppelweltmeisters" – nach der ersten Medaille wird der weitere Wettkampf meist völlig befreit und erfüllt durchgeführt. Dadurch ist der Sportler ganz im Hier und Jetzt und auf die Sache konzentriert, es sind keine Erwartungen vorhanden die eventuell blockieren.

Gibt es Erfüllung der Basisimpulse auf dieser nicht sichtbaren Ebene, dann gibt es auf der sichtbaren Ebene kein „Brauchen" mehr, damit passt sich die Welt an diese Erfülltheit an. Es werden keine Bedingungen an das Leben gestellt. Es kann einem auf der sichtbaren Ebene nichts mehr aus dem Konzept bringen. Frei nach Lao Tse: „Benutze nicht die Dinge um zu leben, sondern lebe um die Dinge zu benutzen."

6.2 Selbstwertsteigerung

Der Selbstwert lässt sich von außen nur bedingt steigern. Ist das Selbstkonzept eher gering, dann nimmt sich derjenige nicht wichtig (z. B. etwas nicht tun wegen Angst vor Blamage). Nimmt sich derjenige dagegen zu wichtig, wird auch die Selbstwertkurve wieder abnehmen. Weitere Steigerungen lassen sich nur durch funktionierende innere Prozesse durchführen (äußere wären gar nicht notwendig). Innere Prozesse entstehen durch Erfülltheit und Mind-Sets, die nicht auf „Brauchen" aufgebaut sind.

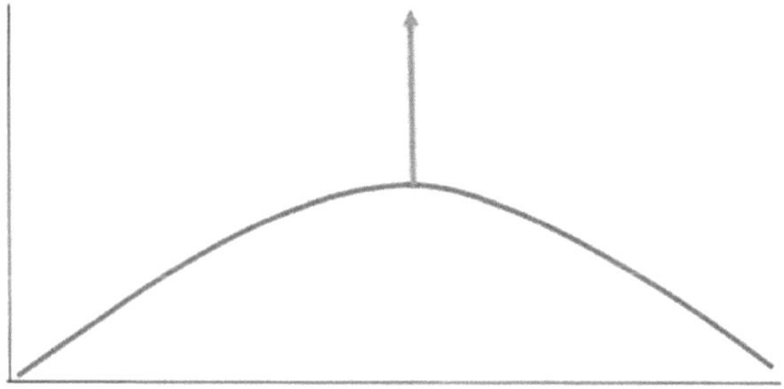

Das Mentaltraining möchte nicht erreichen, dass jemand alles gut empfindet, sondern es geht nur um die Erfüllung. Wenn nicht beeinflussbare Situationen an ihre Grenzen stoßen, ergibt sich das Ego (siehe Punkt 11.2) und der Kopf schaltet sich aus. Es fällt der Erwartungsdruck und es bleibt nur das „Sein" über. Der Körper braucht den Verstand nicht, um zu tun, was man immer macht. Das führt uns zu der Erkenntnis, dass eine Sache immer wegen der Sache selbst getan wird, nicht weil Erwartungen daran geknüpft sind und schon gar nicht als Mittel zum Zweck.

Es ist auch gar keine perfekte Situation notwendig, um etwas zu erreichen. Für die Veränderung des ICH-Konzepts (Selbstkonzept) braucht es eine Änderung auf der nicht sichtbaren Ebene und es wird zu einem flexiblen Selbstkonzept mit keinerlei Erwartungen an außen.

6.3 Das Disg-Modell

Dieses Tool ist ein gutes Einstiegsinstrument für Einzelsettings wie auch für Gruppen. Es lässt uns die Persönlichkeitsstrukturen der jeweiligen Person als Momentaufnahme erkennen. Wie alle Typologien, ist auch dieses nicht als eine zu werten, die aussagt, wie jemand sei, sondern lediglich, wie die Verhaltenstendenzen zum jetzigen Augenblick strukturiert sind. Die Erkenntnis kann jedoch helfen am Selbstkonzept zu arbeiten. Der amerikanische Psychologe William Moulton Marston hat ein Zwei-Achsen-Modell entwickelt, mit den Polen günstige / ungünstige Wahrnehmung, starke / weniger starke Selbstwahrnehmung sowie aktive / passive Reaktion. Es ergeben sich vier Quadranten (Grundverhaltensweisen). Der Verhaltenspsychologe John Geier setzte diese Erkenntnisse in Persönlichkeitsprofile um und beschrieb 20 verschiedene, beobachtbare Verhaltenstendenzen. Dieses Modell ist in über 50 Länder verbreitet und wissenschaftlich abgesichert. Bei den meisten Menschen herrschen mindestens zwei der vier Verhaltensweisen vor (Seiwert, 2016). Der Test selbst lässt die Person zehn Vierer-Wortgruppen von eins bis vier bewerten. Die Auswertung ergibt für jedes Wort einen Buchstaben: D, I, S und G.

D = **Dominant**, Reaktion bestimmt, Konzentration auf Ergebnisse, Kontrolle und Herausforderungen.

I = **Initiativ**, Reaktion bestimmt, Konzentration auf Motivation, Überzeugung, Beeinflussung.

S = **Stetig**, Reaktion zurückhaltend, Konzentration auf Stabilität, Unterstützung, Ordnung.

G = **Gewissenhaft** = Reaktion zurückhaltend, Konzentration auf Genauigkeit, Ärger vermeidend.

D und G stehen in enger Beziehung und haben die Gemeinsamkeit die Umgebung eher als anstrengend zu empfinden und auf diese verschlossen zu reagieren.

I und S haben die angenehme Wahrnehmung der Umgebung gemein und wirken offen und aufnahmebereit auf andere.

Für jeden Buchstaben gibt es einen Punktewert. Die Werte werden addiert. Somit entsteht ein Profil, das in die Quadranten eingezeichnet werden kann. Im Buch kann nachgelesen werden, welche Kombination welche Verhaltenstendenzen aufzeigen und das Buch bietet Lösungsmöglichkeiten im Umgang mit den jeweiligen Tendenzen an. Wichtig ist, vor dem Test anzumerken, dass zuerst immer der Mensch und erst in zweiter Folge das Konzept kommt.

7 Die Superkompensation

Bei jedem Training wird der Körper belastet (wie auch der Geist). Der Körper hat die Tendenz immer in das Gleichgewicht zu kommen. Nach einer Belastung wird in der Erholung das System über das vorher vorhandene Maß wieder hergestellt. Diese Regeneration, die über den Punkt hinausgeht, nennt sich Superkompensation. Das neue Training sollte also genau bei Abschluss der Superkompensation wieder aufgenommen werden. Das Leistungsniveau steigt und es kann schneller wieder trainiert werden.

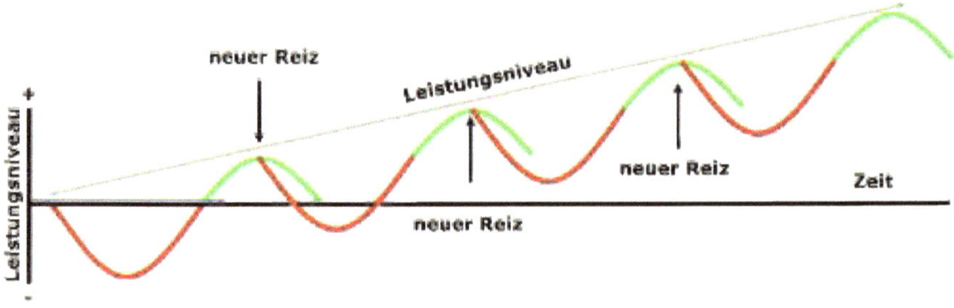

Abbildung 1: Superkompensation steigendes Leistungsniveau

Wird zu früh trainiert und die Superkompensation kann nicht eintreten, geht diese Kurve in den Minusbereich und es kommt zu Erschöpfungszuständen durch fehlende Regeneration. Symptome eines Übertrainings sind ähnlich der Symptome des Burnouts.

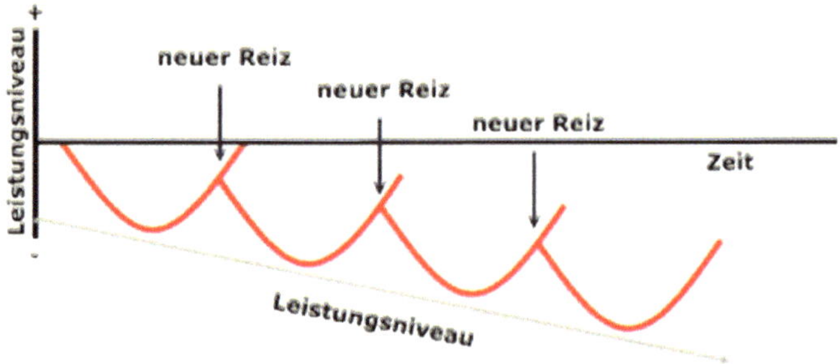

Abbildung 2: Superkompensation fallendes Leistungsniveau

Im Mentaltraining ist es ebenso. Wie lässt sich die Superkompensation erreichen?

1.) Entspannungs- und Achtsamkeitsübungen – diese verkürzen die Regenerationszeit.

2.) Belastungsstufe verringern, das ist personenabhängig. So wie wir die Welt sehen, so können wir die Belastungstiefe aktiv selbstständig regulieren.

Bei Beginn des Mentaltrainings ist zu beachten, dass bis zu diesem Zeitpunkt anders trainiert wurde und daher eine Umstellung nicht so leicht vollzogen werden kann. Dazu gibt es folgende Übungen / Methoden:

<u>Methode „Centering“ (Innere Mitte, Tanden):</u> Wie der Name ankündigt, wird die Aufmerksamkeit in das Innere des Körpers gelenkt, die Hände auf dem Bauch (Höhe Tanden, Körperschwerpunkt ca. zwei bis drei Zentimeter unterhalb des Bauchnabels). Jetzt folgt die Vorstellung von zwei Linien, die durch den Körper laufen, eine von links nach rechts und die zweite vom Bauch entlang der Wirbelsäule. Der Punkt an dem die Linien sich kreuzen ist die Mitte des Körpers. Diesen Punkt visualisieren und dieses „Zentrum“ spüren. Das verleiht einen sicheren Stand und ein gutes „bei sich sein“. Anzuwenden vor Gesprächen, Vorträgen, Prüfungen, nervösen Zuständen. Diese Übung kann auch im Gehen ausprobiert werden, sie verleiht einen sicheren Gang. Ebenso helfen diese Übungen im sportlichen Training, in dem Balance wichtig ist. Es ist auch eine gute Übung, die vor anderen Achtsamkeitsübungen, wie den weiter unten folgenden Body-Scan und inneren Energiekörper, gemacht werden kann.

<u>Methode „Erfolgsatmung“ (4-11er Atmung):</u> Die Aufmerksamkeit wird nun auf den Atem gelegt. Es soll wahrgenommen werden, was vom Atem wahrnehmbar ist, wie z. B. die Bauchdecke und der Brustraum, die sich heben und senken, die Luft, die durch die Nase oder dem Mund ein- und ausströmt. Dann wird im folgendem Rhythmus geatmet: Vier Sekunden einatmen und elf Sekunden ausatmen. Zu Beginn können die Intervalle geringer sein und sollen in Folge langsam gesteigert werden. Eine mögliche Variation ist, so lange aus zu atmen bis sich der Einatemreiz von selbst aufdrängt. Auch damit wird der Atemrhythmus verlangsamt.

<u>Methode „Tiefenentspannung“ (Shavasana aus dem Yoga):</u> Zuerst werden bildlich angenehme Gefühlszustände - eventuell mit Musikbegleitung - hervorgerufen und verstärkt. Die Position soll bequem sein, es wird ruhig und bewusst geatmet. Die Atmung wird gedanklich verfolgt und ein individuelles Entspannungsbild gesucht. Mit jedem Ausatmen wird diese Vorstellung intensiver genossen. Diese Übung ist auch eine gute Einschlafübung.

7.1 Anker setzen

Einen Anker setzen ist eine wichtige Methode im Mentaltraining und bedeutet, dass ein bestimmter Zustand mit einem Auslöser verbunden wird. Dieser Zustand kann dann durch diesen Auslöser gezielt abgerufen werden. Es gibt drei verschiede Arten von Anker: den visuellen Anker (Gesten, Haltung, Position im Raum), auditive Anker (Geräusche, Tonfall) und kinästhetische Anker (Berührung). Es empfiehlt sich, nur positiv erlebte Zustände zu ankern. Ankern ist eine Konditionierung im Verstand. Durch die regelmäßige Verknüpfung eines Gefühls, Zustandes oder Emotion mit einem Anker registriert der Verstand, dass diese zwei Aktionen zusammengehören.

Ein Anker funktioniert umso besser, wenn er oft und ausschließlich für eine bestimmte Situation vorkommt! Die Emotionen, Gefühle oder Zustände dieser Situation werden mit dieser gekoppelt und können dann automatisch genutzt werden, indem der Anker ausgelöst wird.

Der Anker kann von dem / der TrainerIn gesetzt werden oder selbst. Wichtig ist die Möglichkeit der sinnlichen Wahrnehmung, das heißt, der gewünschte Zustand soll erreicht werden. Erst wenn das geschehen ist (das Timing ist hier sehr wichtig), wird je nach Ankerart (z. B. auch mit Hilfe von Düften / ätherischen Ölen: im Sport eine beliebte Anwendung) der Anker gesetzt. Der / die MentaltrainerIn hat darauf zu achten, wie sich die sinnliche Wahrnehmung verändert (Atmung, Haltung, Gesichtsausdruck, Muskelspannung, Stimme) und soll die eigene Stimme, Haltung usw. dem Zielzustand des Coachees anpassen. Auch soll die Anregung beim sprachlichen Führen unspezifisch bleiben, die Vorstellung kommt nicht von dem / der MentaltrainerIn. Egal ob mit TrainerIn oder alleine, ist es wichtig, mehrere Sinneskanäle anzusprechen (sehen, hören, riechen, schmecken, fühlen). Nach dem Ankersetzen kehrt man zurück in die Gegenwart und denkt an etwas ganz anderes. Der Anker wird dann unvermittelt ohne Worte einfach getestet.

Als Faustregel gilt ein Verhältnis positives Aufladen zum Abrufen anfangs zwanzig zu eins und schließlich zehn zu eins. Im Leistungssport wird vor allem die Woche vor dem Wettkampf jeden Tag mindestens zehnmal der Anker gesetzt bzw. aufgeladen.

Setzt der / die MentaltrainerIn den Anker sind drei Fragen / Bedingungen vorab wichtig:

1.) Gibt es ein positives, angenehmes Erlebnis (Erinnerung)?
2.) Die Erlaubnis zum Berühren muss eingeholt werden.
3.) Die Bereitschaft des Coachees muss vorhanden sein.

8 Realität, unser Denken

Im Mentaltraining geht es ganz viel um den Denkprozess. Um diesen gestalten zu können braucht es Wissen um das System.

- Denken ist mit unserem „Denken“ nicht lösbar.
- Denken lässt sich nicht einfach ausschalten, aber es kann für sich genutzt werden, statt vom Denken benutzt zu werden.
- Thinking Mind – das ist „der“, der die Konzepte erzählt, statt im Hier und Jetzt zu leben. Die verschiedenen Aspekte des Verstandes, die uns für eine positive Nutzung unterstützen, müssen trainiert werden.
- Das Bewusstsein mit dem ein Produkt hergestellt wird, fließt in das Produkt ein.
- Unser Denken beeinflusst uns viel mehr, als wir glauben.

Um unser Denken und unsere Realitätsanschauung zu verstehen, bedarf es mehr Wissen über die Sinneswahrnehmung. Der Sehsinn funktioniert anders als wir glauben, denn unsere Augen funktionieren nicht wie eine Kamera. Durch Vorinformationen wird im Gehirn vorgearbeitet. Es gibt außerdem viel mehr Frequenzen als unsere Sinne - quasi „unsere Instrumente“ - wahrnehmen können. Wir interpretieren was wir sehen, hören oder riechen. Deshalb ist es für jeden Mensch anders, da jeder anders interpretiert und andere Vorinformationen hat.

8.1 Realitätsgestaltung

Die Realitätsgestaltung passiert in drei Schritten: Im ersten Schritt wird durch die Sinne wahrgenommen, was sehr individuell sein kann. Diese wahrgenommenen Informationen werden im zweiten Schritt mit der inneren Datenbank verglichen und im dritten interpretiert. Das geschieht ganz automatisch und die Interpretation von Erfahrungen macht oft auch Sinn (z. B. heiße Herdplatte). Unser Verstand hält es nicht aus, wenn mangelhafte Informationen bestehen und ergänzt diese mit Interpretationen.

Da dies ein automatisierter Vorgang ist, muss für eine Schärfung der Sinneswahrnehmung am Anfang angesetzt werden. Durch Achtsamkeitstraining kann von diesem „zwanghaften Durchschreiten aller drei Stufen“ sowie dem zwanghaftem Bewerten ein freies Interpretieren entstehen. Das Denken kann für sich genutzt werden. Die Realität kann durch bewusstes Beobachten besser wahrgenommen werden.

8.2 Inhalt versus Kontext

Ohne das Wissen über den Kontext kann der Inhalt nicht verstanden werden. Inhaltsbezogene Kommunikation ist konfliktgetragen, kontextbezogene Kommunikation ist lebensbejahend. Inhaltsbezogen heißt „Recht haben“, der Kontext im Hintergrund wird dabei nicht berücksichtigt. Wird der Vergleich abgeschaltet, kann dies eine Befreiung für die Interpretation sein. Werden die Stufen zwei und drei der Realitätsgestaltung trainiert, erscheinen Konflikte leichter. Wird allerdings die Stufe eins, die Sinneswahrnehmung geschult und entfällt dort die Bewertung, dann gibt es kein „Recht haben“ und damit auch keine Basis für einen Konflikt. Man kann mit allen Dingen Recht haben! Das ist allerdings eine eher lebensverneinende Sichtweise, die die dazu passende Realität erschafft.

Im Mentaltraining wird bewusst auf diese erste Stufe zurückgegangen. Nur so ist es möglich, die Stufen zu entkoppeln und nicht durch unseren Verstand automatisch bis zur dritten Stufe „durchzurattern“. Unser Verstand ist ein reines Reflexorgan, das auf alles reagiert, um es zu vermehren. Er erzeugt ganz unbewusst und selbstständig „Geschichten“, vor allem, wenn alles unbewusst geschieht bzw. ein innerer Widerstand vorherrscht. Selbstständig arbeiten ohne inneren Widerstand liegt dem Verstand nicht. Für bewusstes Denken braucht es somit eine/n „bewussten BeobachterIn“.

Als Bild dient folgende Vorstellung: Unser Verstand ist eine Kopiermaschine, die selbstständig, weil in einem anderen, finsteren Raum, massenhaft Papier produziert. Allerdings, sobald der Raum geöffnet und das Licht aufgedreht wird, stoppt sofort der Kopierer und wartet auf Aufträge bis das Licht wieder abgedreht wird. Dann beginnt die sinnlose Produktion von neuem.

Eine weiteres Gleichnis ist der Ball und der Fußballspieler. Zunächst sind wir im unbewussten Tun der Ball. Unser Verstand ist der Spieler. Wollen wir selbst zum Spieler und der Verstand soll zum Ball werden, braucht es ein Stopp der unbewussten Realitäten. **Motto**: „Willst du Recht (Inhaltsebene) haben oder glücklich sein bzw. Frieden haben (Kontextebene)?

<u>Methode „Flaschenübung“:</u> Diese Übung ist die Vorstellung von sich selbst als transparentes, mit dunkler, zähfließender Flüssigkeit gefülltes Gefäß. Die Vorstellung wird um die Nuance erweitert, die Flüssigkeit rinnt langsam durch Öffnungen an den Fußsohlen und Fingern aus und alle Verspannungen, alles Negative und was einem nicht gut tut nimmt sie mit. Der Flüssigkeitsspiegel senkt sich und zurück bleibt ein transparenter, heller, entspannter und leichter Körper. Bei dieser

Übung beginnen wir oben die Flüssigkeit ausrinnen zu lassen und gehen dabei bis unten den Körper durch.

8.3 Realität und Sein, der Kreislauf

Was passiert bei Änderung in einem kleinen Konflikt? Wenn das Ereignis in das Bewusstsein tritt, gewahr wird, folgt die Perspektive. Mit dem Gewahrsein werden die Daten im Verstand abgerufen und als Wahrheit erkannt (bei gleichbleibender Perspektive). Das führt dann zu den Erfahrungen, dem entsprechenden Verhalten und damit zur Realität. Wird die Perspektive aber geändert, ändern sich die Daten und damit die Erfahrung und das Verhalten. Allerdings ist das schwierigste die Veränderung der in uns vorhandenen Datenmenge. Dieser Perspektivenwechsel und damit der Wechsel der Daten funktioniert nur mit Training. Vom Abruf der Daten bis zur Realität sind es nur Bruchteile einer zehn tausendstel Sekunde. Damit ist bei der Wahrnehmung schon alles erledigt. Um Perspektiven zu ändern und sich in seinem Unterbewusstsein andere Daten zu speichern, müssen sogenannte Gedanken- (Time-) Slots gefunden werden. Die totale Selbstbestimmtheit in jedweder Situation wird nur erreicht, wenn die Perspektiven bewusst gemacht werden. Sonst ergeht es uns in diesem Kreislauf eher wie einer Flipperkugel, die durchgeschossen wird.

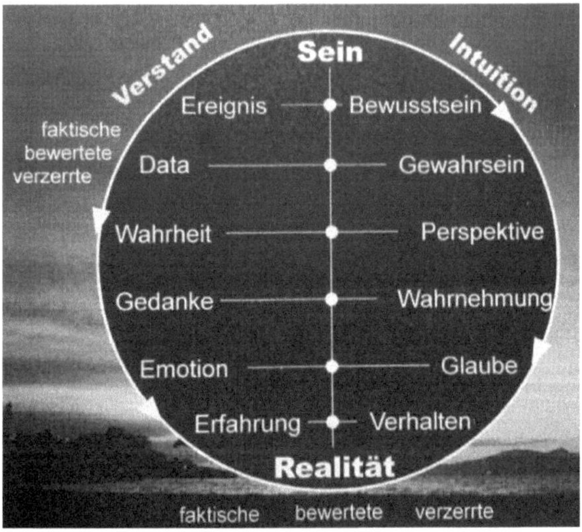

Abbildung 3: Sein und Realität (Pachner, 2016)

Sich der Perspektiven bewusst zu werden, verlangt Selbstehrlichkeit getreu dem Motto: „Wenn ich ehrlich bin, ist das jetzt gerade Blödsinn was ich mache?“ Dieser Erkenntnis ist danach am besten mit Selbsthumor zu begegnen. Es gibt Übungen, um den Gedanken kurz Einhalt zu gebieten und einen Time-Slot zu öffnen.

Methode „Gedankenstopp“: Wenn die Gedanken einschießen und sie bewusst werden, dann laut, bewusst und bestimmt STOPP aussprechen. Die Visualisierung eines Stoppschildes wirkt ebenso unterstützend wie zusätzliche Aussagen: „Ich bin der Chef!“ oder „Ich übernehme das Kommando!“ Diese Methode bewirkt ein bewusstes Beobachten des Verstandes und entspricht dem Lichtaufdrehen im Kopierraum. Je größer der Widerstand des durch die zu ändernde Datenmenge bedingte Denken ist, desto mehr möchte sich der Verstand (Gedanken) behaupten. Diese Übung hilft also auch, die eigene Selbstwirksamkeit zu erfahren und zu trainieren. Ist eher eine kurzfristige Einstiegsübung, da sie auf Widerstand aufbaut.

Eine weitere Übung für dieselbe Wirkung orientiert sich am Jagdverhalten einer Katze. Diese kann stundenlang, voll fixiert auf die Beute, in der Lauerstellung verharren. Das kommt der vollkommene Ausrichtung auf eine Sache gleich. In unserem Verstand wird ebenfalls eine Lauerstellung eingenommen.

Methode „Mauselochmeditation“: Wir fragen unseren Verstand: „Was ist mein nächster Gedanke?“ Auch das ist ein plötzlich bewusstes Beobachten des Verstandes. Der Verstand stoppt und wartet, denn er bekommt damit die „Erlaubnis“ zu arbeiten. Die Frage ist ein Nicht-Widerstand. Läuft der Verstand so vor sich hin mit Gedankendurchfall, dann kann auch die Frage: „Wie bitte?“ laut gestellt werden.

Methode „Aha-Meditation“: Aha, gemeint im Sinne von gesehen, aber tangiert mich nicht weiter und daher in seiner Art sehr friedvoll. Der aufkommende Gedanke wird gesehen und zugelassen, jedoch betrifft er einen nicht und es erfolgt damit kein weiteres Nachdenken. Das „Aha“ am besten freundlich aussprechen bzw. denken. Dazu gibt es auch eine Affirmation: „Ich begegne jeden Gedanken der kommt mit einem friedvollen Aha“. Diese Haltung des Nicht-Widerstandes muss öfters eingeübt werden, die Vermittlung an den Verstand ist, dass keine Lust auf eine „große Story“ besteht. Die Übung kann bei jedem aufkommenden Gedanken erfolgen. Das ist eine Technik zum Abstand gewinnen. Im Vorhinein gibt man sich am besten selbst die Erlaubnis, nicht Recht zu haben!

Wichtig für einen schlauen Prozess des Trainings ist, dem Selbstbild stärkende Erfahrungen zukommen zu lassen! Dazu stellt man sich seine Datenbank, also das Unterbewusstsein als Gefäß mit einer Öffnung vor. In der Datenbank befinden sich ganz viele „blaue“ Erfahrungen, auf die automatisch bei einem Ereignis zugegriffen wird. Soll die Datenbank bewusst mit anderen Erfahrungen erweitert werden, dann passiert das im mentalen Training über die Öffnung und es kommen „gelbe“ (erwünschte) Daten dazu. Ein gelber Punkt hilft weiteren gelben Erfahrungen hinzu zu kommen, der Inhalt wird mit der Zeit „grün“. Kommt dann doch wieder eine „blaue“ Erfahrung, passiert nicht viel, da das Selbstbild stark genug ist. Die mentale Auswirkung der negativen Erfahrungen sind sehr gering, da diese von den bewussten positiven absorbiert werden.

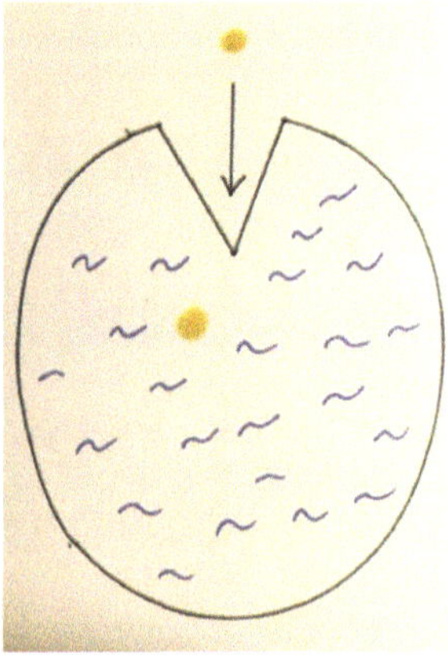

wird zu

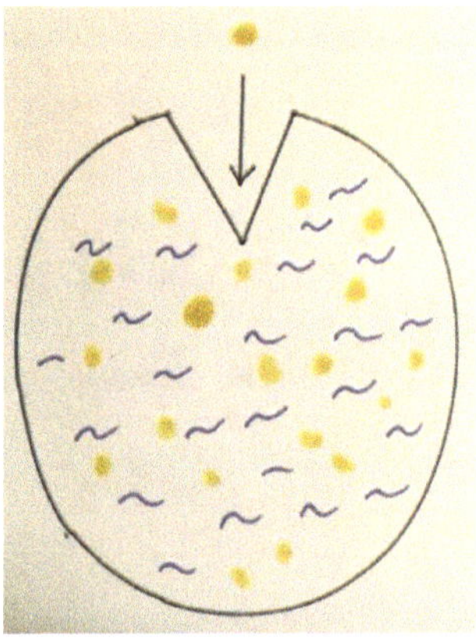

9 Träume - Wünsche -Visionen

Josephine Baker verfasst folgendes Sprichwort: „Unsere Träume können wir erst dann verwirklichen, wenn wir uns entschließen, aus Ihnen zu erwachen!"

Egal ob kleine Wünsche oder große Visionen erreicht werden sollen, hängt diese Erreichung von drei Säulen ab - der Intension, dem Glauben und dem Zulassen.

Zuerst erfolgt die **Intention**, die die erste Säule darstellt. In ihr befinden sich der Wille, die Motivation, der Antrieb und die Selbstdisziplin. Alle diese Punkte sind notwendig, um Änderungen und / oder Weiterentwicklungen möglich zu machen. Zur Motivation gibt es viele Bücher und Anleitungen, wobei für mich die Methode „Instant Influence" vom amerikanischen Psychologen Michael V. Pantalon die erfolgsversprechendste Methode ist, um die intrinsische Motivation zu erkennen und aktivieren (Pantalon, 2012). Mithilfe von sechs Fragen, die einem Coachee, aber auch sich selbst gestellt werden können, folgen meistens aus einem Zögern zielorientierte Handlungsschritte. Im Mentaltraining gibt es zwei kleinere Interventionen, um ebenfalls „in die Gänge" zu kommen. Der Spruch von A. Saint-Exupery im Buch „Der kleine Prinz" trifft hier genau den Punkt: „*Wenn du ein Schiff bauen willst, so trommle nicht Männer zusammen, um Holz zu beschaffen und Werkzeuge vorzubereiten oder die Arbeit einzuteilen und Aufgaben zu vergeben – sondern lehre die Männer die Sehnsucht nach den endlosen weiten Meer.*"

Methode „Der Vertrag (mit sich selbst)": Dieses Tool spricht eine Selbstverpflichtung, ein Versprechen aus und hat psychologisch starken Einfluss auf unser Tun. Da diese Vereinbarung unterschrieben wird, ist die vereinbarte Sache fix. Es sollten allerdings eher kurzfristige Ziele damit verbunden werden, da ein Vertrag unflexibel ist und Zielverschiebungen nicht gut möglich sind. Dies kann wieder zu Drucksituationen führen. Zusätzlich kann noch ein Belohnungssystem eingefügt und ein stärkeres Verpflichtungsgefühl erreicht werden, wenn der Vertrag mit einem / einer VertragspartnerIn gemacht wird.

Methode „Der 5-Minuten Deal": Oft werden für eine Tätigkeit nur Anfangsimpulse benötigt. Jeder Zustand ist träge und für den Wechsel des Zustands braucht es immer wieder neue Entscheidungen. Diese Mentaltechnik kann helfen mit einer Aufgabe zu starten, die die Möglichkeit impliziert, diese nach den ersten fünf Minuten abzubrechen. Dabei verspricht man sich selbst fünf Minuten lang an der Aufgabe zu arbeiten und dann zu entscheiden wie es weitergeht. In diesen fünf Minuten werden keine Ablenkungen, Jammern oder Lustlosigkeit zugelassen. Diese Methode lässt sich sehr gut kombinieren mit der Methode „So tun als ob".

Methode „So tun als ob“: Da Verhalten und Einstellungen sich gegenseitig bedingen, hat ein „gespieltes“ hochmotiviertes Verhalten auch Einfluss auf den tatsächlichen mentalen Zustand. Allerdings wirkt diese Methode nur dann, wenn man daran glaubt.

Bei der zweiten Säule, dem **Glauben**, handelt es sich um Überzeugungen, Vorstellungskraft, Imaginisieren und Vertrauen. Diese zweite Säule kann durch negative Überzeugungen stark eingeschränkt sein. Mit mentalem Training können durch Lernerfahrungsräume positive Erfahrungen gemacht werden. Mit Methoden wie Stärken stärken, Ankern und positiven Affirmationen können bestehende Mind-Sets geändert werden.

Es gibt ein weiteres Tool, um auf gedankliche Haltungen Einfluss zu nehmen. Unser Verstand generalisiert und nimmt lediglich ein paar Momente als Referenzpunkte für alle weiteren Situationen. Diese Methode empfiehlt sich ebenfalls, wenn sich physiologische Kriterien nicht ändern lassen. Das Leben besteht aus Subkategorien. Auch wenn ein Kriterium nicht änderbar ist, lassen sich die anderen Kriterien (Kontexte) trainieren. Für das vorhandene „Problem“ (= Inhalt = das Gegenständliche) gibt es immer mehrere Subkontexte (Kontext ist der Raum, in dem der Inhalt erscheint wie, Zusammenhang, Bezugsrahmen, Hintergrund, Kulisse). Es ist wichtig herauszufinden, wo die Lernerfahrungsräume sind, damit für das eigentliche Ziel positive Erfahrungen gemacht werden können. Jeder Kontext strahlt in den übergeordneten Kontext aus und entkräftet damit die negativen Erfahrungen.

Methode „Stärkung der Subkontexte“: Mit Fragen wie „Aus welchen (kleineren) Teilbereichen (Subkontexte) besteht das sogenannte Problem?“ bzw. „Und auf welchen dieser (kleineren) Subkontexte bezieht sich das eigentliche Problem?“ können die Subkontexte heraus gearbeitet werden. Wenn die Subkontexte gefunden wurden, kann überlegt werden, wie diese gestärkt werden können. Jede Stärkung eines Subkontext führt zu einer Stärkung des Gesamtkontextes. Damit wird das Selbstbild verändert. Negative Überzeugungen werden damit durch reelle neue positive Erfahrungen entkräftet.

Die dritte Säule bezieht sich auf das **Zulassen**: Damit sind die Bereiche „Annehmen“, „Bei sich sein“, Lockerheit sowie Hier und Jetzt“ gemeint. Lockerheit im Leben multipliziert die beiden ersten Säulen. Das Mind-Set ist nicht vom „Brauchen“ bestimmt.

Wird das Mind-Set vom „Brauchen“ determiniert, dann wird das Leben als Mittel zum Zweck gelebt und es herrscht latente Unzufriedenheit. Der Glaube, dass erst

Zufriedenheit und Friede möglich sind, wenn vorher die Veränderung stattgefunden hat, wird diese allerdings nie eintreten lassen. Die sichtbare Ebene gibt hier den Ausschlag für die nicht-sichtbare Ebene. Dabei ist es, siehe Punkt 2.1, genau umgekehrt. Auf der sichtbaren Ebene tut man etwas für den anderen, aber auf der nicht sichtbaren Ebene tut sich etwas für mich, es ändert mein Mind-Set, das dann wieder auf alle anderen Kontextebenen wirkt.

Das ideale Mind-Set besagt, dass zuerst der Friede kommt und dann die Veränderung. Friede heißt hier nicht, dass man sich mit allen abfinden soll, sondern bei vorherrschenden Frieden auf der nicht sichtbaren Ebene gibt es kein „Brauchen". Frieden mit etwas zu schließen bedeutet nicht, von außen abhängig zu sein. Unfrieden besteht aus Groll, Ärger, Frustration („Warum immer ich ...", „Der macht das absichtlich." usw.). Je mehr Frieden im Inneren herrscht, desto mehr gleicht sich das „Außen" dem Inneren an.

Methode „Friede vor Veränderung": Situationen, die „nicht gewollt sind", lösen inneren Widerstand aus und erzeugen blockierenden Muster. Dieser Ablauf ist meist ein unbewusster Prozess. Jeder Veränderungsprozess braucht aber eine gegenwärtige Annahme der Situation (Motto: „Es ist, wie es ist"). Es geht darum, nicht auf eine Lebensveränderung zu warten, sondern mit der vorhandenen Situation Frieden zu schließen. Dazu muss sie nicht gutgeheißen oder ihr zugestimmt werden, alleine die Annahme der Situation bewirkt unermessliche Kraft.

9.1 Begeisterung

Gerald Hüther hat in seinem Vortrag (siehe Online-Verzeichnis) „Gelassenheit hilft – eine Anregung für Gehirnbenutzer" erklärt, desto mehr ein Mensch begeistert ist, desto mehr findet die Begeisterung auch andere Begeisterte. Es ist nicht nur ein akkurater Benefit, es ist trainierbar. Druck, Stress und Angst aktiviert unser Hirn so stark, dass es nicht genutzt werden kann. Erst mit der Gelassenheit funktioniert es wieder. Ein starkes Selbstbild ängstigt sich nicht so schnell. Es stellt sich die Frage, wie kann ich jemand anderen begeistern? Nur in dem ich selbst begeistert bin.

Begeisterung macht aus Lernstoffen stabile Verknüpfungen. Entstehen diese nicht, weil die Begeisterung fehlt, wird der Lernstoff wieder vergessen. Lernen mit Begeisterung ergibt ganz andere Effekte. Die Kunst das Lernen mit einem Gefühl zu verbinden, verankert alles was wir lernen. Alle diese Lernerfahrungen führen dazu, dass sie sich verdichten und zu einer Haltung werden.

Hüther meint auch, das „Motivieren“, so wie wir es sprachlich nutzen, nicht funktioniert, denn ich kann lediglich ermutigen oder inspirieren, bestenfalls begeistern.

Werden Ressourcen nur genutzt, werden die Probleme bleiben. Soll sich das ganze Potential entfalten benötigt das einen anderen Geist. Der / die MentaltrainerIn wird damit zum / zur PotentialentfalterIn.

Das beginnt schon bei der Körperwahrnehmung. Als Training und auch als Test kann folgende Methode angewandt werden:

Methode „Sterngang nach Babinski-Weil“: Dazu werden dem Coachee die Augen verbunden und auf Störungsfreiheit wie Geräusche, Bodenbeschaffenheit usw. geachtet. Optimal sind für die Übung Kopfhörer mit „Noise Cancelling“. Der Coachee wird angehalten 20-mal zwei Schritte vorwärts und wieder rückwärts zu machen und dabei die Position zu halten. Die Ausgangsposition wird markiert, damit wird am Ende der Übung die Abweichung sichtbar. Diese Abweichung wird bei mehrmaligen Wiederholung geringer.

9.2 Konzentrierter Lifestyle

Der konzentrierte Lifestyle ist eine Methode zur begeisternden Lebensgestaltung. Es geht dabei um die Befreiung von der Bewertung und lässt die Welt einfach auf dich zukommen, so wie sie ist. Die meisten von uns haben bis jetzt gut trainiert, die Welt zu bewerten, das Mentaltraining liefert uns eine zusätzliche Qualität, nämlich die Freiheit bewerten zu können bzw. zu wollen oder nicht. Im konzentrierten Lifestyle werden alle einzelnen Tools eingebaut. Das Ziel ist, den inneren Widerstand aufzulösen, das Selbstvertrauen zu stärken. Selbstvertrauen heißt nicht, dass ich etwas gut kann, sondern nur, dass ich mir selbst vertraue. Ich traue es mir zu und ich vertraue darauf nicht zu scheitern, scheitere ich doch, halte ich es aus. Eckhart Tolle hat gesagt, dass das größte was ein Mensch tun kann, um weiterzukommen ist, den jetzigen Moment so zu nehmen, als ob dieser von ihm / ihr gewünscht wurde (Tolle, 2014)!

Die Basis des Lifestyle Modells geht einerseits von der Gegenwart aus, als einzig erlebbare Möglichkeit. Andererseits sind Vergangenheit und Zukunft Gedanken im Jetzt. Abgeleitet von einem Ziel in der Zukunft - welches oft sehr unerreichbar wirkt - wird eine übergeordnete Vision überlegt, die nicht nur in der Zukunft wirkt, sondern auch die Tätigkeiten der Gegenwart mit einschließt. In weiterer Folge braucht es ein konkretes Ziel für die Gegenwart. Zwischen dem konkreten Ziel und der übergeordneten Vision entwickelt sich eine strategische Spannung.

Der Lifestyle ist das was nötig ist, um die Vision zum Leben zu erwecken und benötigt dafür viele konkrete Ziele, die Teil dieses Lifestyle sind. Die Liebe zum Lifestyle steht im Vordergrund.

9.3 Priming

Wie schon ausgeführt bedarf es zur Stärkung eines positivten Selbstvertrauens / Selbstbewusstseins / Selbstwerts gute und positive Selbsterfahrungen. Diese inhaltlichen Erfahrungen verfärben den Bezugsrahmen im Hintergrund und fließen in die Erfahrungsräume ein. Je öfter der Zustand des Vertrauens geschaffen wurde, desto mehr wird unser Gehirn trainiert und die Kontexte verändert.

Jeder Reiz aktiviert unbewusst in uns implizite Gedächtnisinhalte und assoziert aufgrund von Vorerfahrungen. Priming ist ein Effekt, der uns vorkonditioniert. Je mehr er vorbereitet, desto stärker ist die Reaktion auf eine ähnliche Situation. Das heißt, je mehr positive Gedanken, Gefühle und Emotionen geprimt werden, desto weniger können negative Einflüsse wirken. Das Hirn verändert sich, es entstehen neue „Antennen".

9.4 Hawthorne-Effekt

Dieser Effekt ist ein BeobachterIn-Effekt. Der Name geht zurück auf die Studien in den Hawthorne Werken 1927 bis 1932, wo festgestellt wurde, dass sozialer Austausch am Arbeitsplatz die Leistung fördert. Allerdings war ein großer Kritikpunkt der Studien, dass sich hauptsächlich aufgrund der Beobachtung durch die Forscher das Verhalten der dort arbeitenden Versuchsgruppe änderte (Kirchler & Endres, 2014).

Der Hawthorne-Effekt kann gute Leistung, vor allem, wenn sich die beobachtete Person sicher fühlt, aber auch schlechte Leistung hervorrufen. Diesen negativen Auswirkungen kann mit Training bestimmter Situationen entgegengewirkt werden. Das Training ist gut anwendbar bei „TrainingsweltmeisterInnen" im Sportbereich, Prüfungsangst und auch Lampenfieber. Je nach Situation werden die möglichen Einflussfaktoren ermittelt und stufenmäßig simuliert, um eine progressive Annäherung an die Bedingungen zu schaffen.

Mögliche Einflussfaktoren sind die Umgebung, die Kleidung, das Umfeld, die Uhrzeit, Zeitabläufe usw.. Wenn es sich im Sportbereich um den Wettkampf handelt, ist es gut herauszufinden, was die Unterschiede zwischen Training und Wettkampf sind. Das Ziel ist, positive Erfahrungen zu schaffen, um in der Angstsituation entsprechend gute Referenzpunkte gespeichert zu haben.

10 Das Hier und Jetzt

Im Punkt 4.1. ging es um die Macht der Ziele. Ist mein Weg hauptsächlich auf das Ziel fokusiert und oft auch damit verbunden, was ich mir von diesem Erfolg (der Zielerreichung) verspreche / erwarte. Dann handle ich vor allem erfolgsorientiert und erhalte die Befriedigung erst nach Erreichen des Ziels. Das bedeutet aber auch, dass ich bis zum Ziel nicht mit dem Kopf auf die Tätigkeit konzentriert bin. Ist allerdings der Weg mein Ziel, einen Schritt vor den anderen machend, dann geht der Fokus auf das Hier und Jetzt und ich handle prozessorientiert. Ich tauche in den Prozess ein ohne die Zukunft zu beleuchten. Die Befriedigung passiert schon währenddessen. Oft handeln wir einmal so und einmal so, für den Körper und Geist ungesund ist eine reine erfolgsorientierte Haltung. Eine erfolgsorientierte Lebensweise erzeugt weniger strategische Spannung (siehe Punkt 9.2), insbesondere, wenn wenig bis keine Prozessorientiertheit vorhanden ist.

10.1 Die Zeit

Im Mentaltraining gibt es eine erlebbare Zeit, das ist das „Jetzt“, die Gegenwart. Und es gibt die funktionelle Zeit. Das ist die psychologische Zeit, die Vergangenheit und die Zukunft, die uns hilft das kulturelle Zusammenleben praktisch zu gestalten. Das Zurückdenken in die Vergangenheit und das Vordenken in die Zukunft sind lediglich Zeitaspekte, gelebt wird nur in der Gegenwart. Vergangenheit und Zukunft sind ausschließlich Gedanken im Jetzt, es gibt keine Möglichkeit dorthin zu gehen. Die Gegenwart selbst ist immer nur der eine Moment. Der Moment hört nicht auf und hat auch keinen Anfang. Louise Hay betont in ihrem Hörbuch, dass die Gegenwart auf Englisch present ist und dieses Wort auch für Geschenk verwendet wird.

Es stellt sich also die Frage, wenn immer Gegenwart ist, wieviel Sinn macht es in der Zukunft etwas haben zu wollen? An die Zukunft zu denken ist insofern sinnvoll, da ich damit über den Verstand etwas planbar machen kann. Dasselbe gilt auch für die Vergangenheit, um aus ihr zu lernen. Da also Zukunft und Vergangenheit nur mentale Konzepte sind, ist es zweckmäßig, sich lediglich auf die Gegenwart zu konzentrieren. Positive Zukunft kann nur in der Gegenwart hergestellt werden. Konzentrieren sich meine Wünsche und Visionen nur in der Zukunft, ist das wie „die Karotte vor die Nase halten“, ich werde das nie erreichen. Wird also täglich das Mind-Set „Hoffen auf gute Zukunft“ trainiert, sind wir darin ExpertInnen. Wir werden gut in dem, was wir in der Gegenwart zum Ausdruck bringen. Damit zeigt sich aber, dass die Gegenwart unzufriedenstellend ist. Je mehr die Gegenwart im Denken vergessen wird, desto mehr wird für eine gute Zukunft in

Kauf genommen. Diese hat aber keine Möglichkeit einzutreten, da sie nur ein Gedanke ist.

Ein sehr guter Spruch aus dem Skriptum, der alles aussagt, lautet: „Mach dir die Gegenwart zu einem Ort, an dem du dich wohlfühlst, sie bleibt dein ganzes Leben!“ In Übungen sollte daher nie die Zukunft das Ziel sein, nur wenn die reelle Zeit in die Übung einfließt, wird sie reell auch etwas bewirken.

In meiner Praxis lässt sich das Thema Zeit und Ziel des Mentaltrainings sehr gut mit diesen zwei Säulen erklären: Das Ziel ist, die erlebbare Zeit zu steigern und die psychologische Zeit damit automatisch zu verringern. Wenn die Gegenwartssäule auf 15 bis 20 Prozent steigt, geschieht schon eine starke Veränderung.

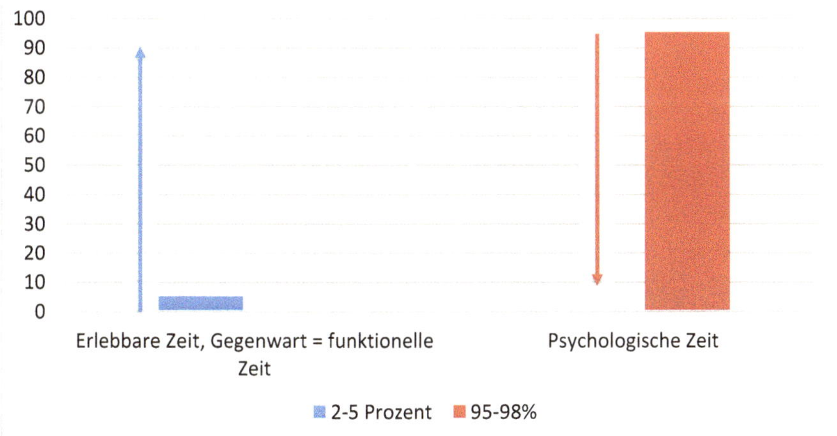

Das Sein ist keine Qualität die messbar ist. Auch wenn jeder Mensch technisch weiß, dass er in der Gegenwart lebt und auch bestrebt ist, ein wertvolles, positives Leben zu leben, ist die erlebbare Zeit nicht wirklich genutzt. In unserer Kultur ist es im Moment erstrebenswert „Recht zu haben“ und damit ist die einzige Konzentration auf die sichtbare Ebene im psychologischen Zeiterlebnis.

Funktionelle Zeit bedeutet also Gegenwartsdenken, spontanes Denken, „working mind“ und „real time thinking“. In der psychologischen Zeit findet sich das Denken in Raum und Zeit, „thinking mind“ und Geschichten erzählen. Dort entstehen die Interpretationen, die Denkblasen.

Mit jedem mentalen Training wird das funktionelle Denken trainiert und damit das Geschichten erzählen etwas weniger. Achtsamkeitstraining zielt auf die Anfangsbedingungen und bedeutet etwas absichtsvoll zu tun. Es wird auf jegliches Interpretieren verzichtet. Die folgende Basisübung in Achtsamkeit kann zwischen zehn und 20 Minuten betragen und lädt viel Energie in den Körper. Achtsamkeitsübungen können bei jedem Coachee von Beginn an angewendet werden. Es ist auch nicht immer notwendig, jede Übung bis ins kleinste Detail zu erklären, der Coachee darf auch selbst Erfahrungen sammeln. Je mehr Konzentration in der Übung und Beschäftigung mit der Übung, desto mehr wird die Gegenwart trainiert. Da die meisten Menschen schon sehr lange hohe Kapazitäten im psychologischen Denken trainiert haben und sich viel öfters in diesen fiktiven Räumen statt mit direkten Erfahrungen in der Lebendigkeit befinden, sind Trainings für die Gegenwart am Anfang nicht leicht umzusetzen. Auch mehrere Methoden anzubieten ist wichtig, da die Übungen gefunden werden sollen, die für den Coachee am besten umzusetzen sind.

Mentales Training ist also nicht ausschließlich für Menschen mit ungelösten Problemen gut, sondern es hilft auch alles zu verstärken, was schon gut ist.

Methode „Body-Scan“: Es wird dabei die ganze Aufmerksamkeit auf den Körper gerichtet und was gespürt wird. Das Spüren der einzelnen Körperbereiche von den Füßen bis zum Kopf ist das Ziel. Die Bewertungen werden weggelassen, es darf sich alles so anfühlen, wie es ist. Was kann alles gefühlt werden? Der Boden, der Sessel oder das Bett, die Kleidung, die Haare am Körper, wo berührt sich der Körper selbst? Die Empfindungen werden erforscht so wie sie sind. Zum Abschluss, nach dem Scan der einzelnen Körpterteile soll der gesamte Körper nochmals wahrgenommen werden so wie er ist. Fühlen was fühlbar ist, wahrnehmen was wahrnehmbar ist.

Es gibt sehr viele Achtsamkeitsübungen, die ich in meiner Praxis gerne verwende. Als Auszug führe ich zwei davon an (Iding, 2012):

Methode „Wartezeiten nutzen“: In einer Wartezeit soll die Aufmerksamkeit zu den Füßen gehen sowie bewusst Bodenkontakt aufgenommen werden und dabei darauf achten, dass die Knie nicht durchgedrückt sind. Um die Wirbelsäule aufzurichten erfolgt die Vorstellung, dass jemand wie bei einer Marionette am höchsten Punkt des Kopfes zieht, gleichzeitig sinkt das Gewicht bewusst zu Boden. Aufmerksamkeit auf die Atmung legen, ohne sie zu verändern. Nur wahrnehmen und innerlich - natürlich auch, wenn gewollt äußerlich- lächeln.

Methode „Dem Körper danken“: Bei dieser Übung wird ähnlich dem Bodyscan die Aufmerksamkeit auf den Körper und die einzelnen Körperteilen gerichtet. Je nach Zeitbudget entweder nur auf bestimmte oder auf alle von den Füßen bis zum Kopf. Das Ziel ist, kurz bei dem ausgewählten Körperteil zu verweilen, hineinzuspüren, hinzulächeln und sich innerlich für die wertvolle Arbeit zu bedanken.

10.2 Flow / Uptime

Dan Millman schrieb eine Kommunikation zwischen Sokrates und ihm (Millmann, 2013):

„Wo bist du? HIER“

„Wie spät ist es? JETZT“

„Was bist du? DIESER MOMENT

Uptime ist die direkte Wahrnehmung. Tätigkeit, die gut fordert, kann das psychologische Hirn ausschalten, die Struktur der Aufgabe macht es notwendig ganz in der Gegenwart zu sein. Kommt zu diesem Umstand noch Hingabe hinzu, ohne innere Widerstände, dann ist Flow möglich. Hingabe ist ein sehr aktiver Zustand und konzentriert sich immer auf die Sache selbst. Sie bedeutet ein Aufgeben der persönlichen Kontrolle. Sie ist für den Aspekt des Verstandes – dem Ego – nicht realisierbar. Ein Uptime-Tool ist „Der Zustand des Staunens“. Sogenannte „Wow-Effekte“ versetzen uns in die funktionelle Ebene.

Dan Millman formulierte es so: „Man gibt seine Träume nicht auf, aber man gibt das auf, was man nie haben wird – die Kontrolle!“

Flow ist kein Konzept und funktioniert nur, wenn im Hintergrund Prozessorientiertheit vorhanden ist. Flow kann entstehen, wenn weder Über- noch Unterforderung vorliegen. Die Möglichkeit in den Flow zu kommen braucht wie bereits angemerkt Hingabe, das Aufgehen in der Tätigkeit. Die Sache wird um der Sache selbst willen getan und es passiert einfach, es gibt kein „ich“ in diesem Moment. Die Handlung und das Bewusstsein werden eins.

Mit folgender Übung kann die Bereitschaft trainiert werden in einen Flowzustand zu kommen:

Methode „Microflow“: Microflow ist eine Zwischenstufe und bietet einen leichteren Einstieg in einen Flowzustand. Das funktioniert allerdings nur, wenn die Methode sehr ungezwungen angewendet wird. Auch gut anwendbar, wenn eine gewisse „Leichtigkeit des Seins“ vor der anstehenden Aufgabe fehlt. Microflows werden gefördert durch ungezwungene Körperbewegungen (Arme, Beine schaukeln lassen, hin- und herwippen), summen und / oder pfeifen, tagträumen oder Dinge benennen, die um einen herum passieren (Wahrnehmung ins Jetzt). Nach diesen Micromoves wird mit der ursprünglichen Tätigkeit fortgesetzt.

Methode „Analoger Uptime-Anker": Diese Übung funktioniert nicht alleine und es bedarf einer Vorbereitung von Düften. Es werden mithilfe der Finger die Sinne geankert. Die Hände des Coachees liegen auf seinen Oberschenkeln er nimmt eine ganz entspannte Haltung ein. Schmuck und Uhren werden entfernt. Mit dem Sehsinn wird begonnen. Der Coach fährt mit dem kleinen Finger vom Fingernagel bis zum Handrücken. In dieser Zeit wird beschrieben was gesehen wird – Farben, Unterschiede, reflektiertes Licht, hell, dunkel usw.. Ab jetzt kann der Coachee die Augen schließen. Mit dem Ringfinger wird am Mittelfinger entlang gefahren. Es werden alle möglichen Geräusche beschrieben (Hörsinn). Mit dem Mittelfinger wird das selbe am Ringfinger des Coachees gemacht, um das Fühlen (Tastsinn) mittels Mini-Bodyscan wahrzunehmen. Zum Abschluss wird der Geruchsinn angesprochen, indem mit dem Zeigefinger entlang des kleinen Fingers des Coachees gefahren wird und gleichzeit Gerüche angeboten werden, ohne diese zu benennen. Die vorbereiteten Düfte werden abwechseln, mal weiter weg mal näher präsentiert. Ein wichtiger Punkt ist, dass die Hand beim „Aufladen" parallel zur Hand vom Coachee geführt wird und dass der Coach sich die Stellen merkt, wie hoch und wo genau er entlang gefahren ist. Nach dem Ankern von allen Einzelfinger, wird mit allen Finger gleichzeitig über die Finger des Coachees gefahren. Damit kann der Coachee den Abruf erkennen. Dieser Vorgang wird mit kurzer Pause und gleichzeitiger Ablenkung auf ein anderes Thema zweimal durchgeführt. Wie bei der Beschreibung der anderen Ankerarten gilt auch hier ein Verhältnis Aufladen zu Abruf von erstmalig zwanzig zu eins und später zehn zu eins.

11 Bewusstsein

Das Bewusstsein ist unterteilt in einem bewusst erlebenden Teil und dem Unterbewusstsein. Das bewusst erlebende Bewusstsein ist dank unseres Verstandes in der Lage sowohl die Vergangenheit als auch die Zukunft zu projizieren. Unser Unterbewusstsein jedoch gibt es nur in der Gegenwart. Alle diese Projektionen bewirken im Unterbewusstsein eine Aussage in der Gegenwart, die sich auch dementsprechend entfalten. Diese unbewussten Aussagen definieren Bewusstseinsebenen (Hawkins, 2014). Die Bewusstseinsebenen wurden durch Studien mit dem kinesiologischen Muskeltest[5] über zwei Jahrzehnte hinweg ermittelt. Die Messwerte stellen eine logarithmische Progression dar, sodass der Wert 300 nicht nur die doppelte Kraft von dem Wert 150 bedeutet, sondern 300^{10} (3.000.000.000.000)! Die Skala ergab sich aufgrund von Werten, die von Einstellungen, Haltungen und Emotionen stammen, die sich durch Attraktorenenergiefelder lokalisieren lassen. Ein Attraktor ist ein identifiziertes Muster, welches in einem Energiefeld auf das Bewusstsein wirkt. Jeder Mensch kann persönlich entscheiden, wie er die Welt sieht und je nachdem wie die Sichtweisen sind, ergibt sich die Bewusstseinsebene und durch diese ergibt sich dann die passende Realität. An die ist niemand gebunden. Das Bewusstsein kann höher aber auch tiefer ausgerichtet werden, je nachdem wie die Bereitschaft zum inneren Frieden ist. Der Prozess der Selbstehrlichkeit kombiniert mit Selbsthumor ist die beste Kombination, um zum Ausdruck einer höheren Ebene zu gelangen.

---

[5] Genaue Beschreibung der 7 Schritte des kinesiologischen Testverfahren findet sich im Anhang auf den Seiten 26-272 (Hawkins, 2014).

Karte des Bewußtseins					
Gottes-verständnis	**Lebensauf-fassung**	**Ebene**	**Meßwert**	**Emotion**	**Prozeß**
(Gott ist...)	(das Leben ist...)				
Selbst	Ist	**Erleuchtung** ⇧	700-1000	unbeschreibbar	reines Bewußtsein
allumfassend	vollkommen	**Frieden** ⇧	600	Seligkeit	Erleuchtung
eins	vollständig	**Freude** ⇧	540	Heiterkeit	Verklärung
liebend	gütig	**Liebe** ⇧	500	Verehrung	Offenbarung
weise	bedeutungsvoll	**Verstand** ⇧	400	Verständnis	Abstraktion
gnädig	harmonisch	**Akzeptanz** ⇧	350	Vergebung	Transzendenz
inspirierend	hoffnungsvoll	**Bereitwilligkeit** ⇧	310	Optimismus	Intention
befähigend	befriedigend	**Neutralität** ⇧	250	Vertrauen	sich befreien
erlaubend	**machbar**	**Mut** ⇩	**200**	**Bejahung**	**sich befähigen**
gleichgültig	fordernd	**Stolz** ⇩	175	Verachtung	sich aufblasen
vergeltend	gegnerisch	**Wut** ⇩	150	Haß	Aggression
ablehnend	enttäuschend	**Begehrlichkeit** ⇩	125	Verlangen	Versklavung
strafend	beängstigend	**Angst** ⇩	100	Ängstlichkeit	Rückzug
verachtend	tragisch	**Kummer** ⇩	75	Reue	Verzweiflung
verdammend	hoffnungslos	**Apathie** ⇩	50	Hoffnungslosigkeit	Resignation
rachsüchtig	böse	**Schuld-bewußtsein** ⇩	30	Selbstschuld-zuweisung Schuldannahme	Zerstörung
selbst-verachtend	elend	**Scham** ⇩	20	Erniedrigung	Ausmerzung
Ebene 0 = Physischer Tod					

Abbildung 4: Karte der Bewusstseinsebenen Hawkins

Die Energiefelder unter 200 werden von Hawkins als nicht-integre Ebenen bezeichnet, da beim kinesiologischen Test „schwach" getestet wurde. Diese Ebenen kosten Kraft und sind machtgetrieben im Sinne von Druck, Gewalt und Zwang sowie inhaltsbezogen. Diese Ebenen brauchen Befriedigung von anderen um Energien zu gewinnen.

Erst ab Ebene 200 entsteht Kraft und auch Gelassenheit mit Bezug auf den Kontext. Ein deutliches Zeichen für die oberen Ebenen ist das Anerkennen des Rechts anderer und die Bereitschaft nicht nur die Kausalkette auf der sichtbaren Ebene zu erkennen. Aufgrund von A entsteht B und dadurch C. Auf der nicht sichtbaren

Ebene wird diese Kausalkette von dem Attraktorfeld beeinflusst. Erst die Änderung im Attraktorfeld bewirkt eine Änderung bei der sichtbaren Kausalkette. Wir wissen bereits über die sensitive Abhängigkeit der Anfangsbedingungen (siehe Punkt 2.3) und das Druck immer Gegendruck erzeugt (Wut erzeugt Krieg). Auch diese Erklärung führt zu dem Punkt, dass kein Mensch einen anderen braucht, um etwas zu ändern.

Hawkins beschreibt in seinem Buch sehr genau die einzelnen Bewusstseinsebenen und merkt auch an, dass alleine das Nachdenken über diese Karte das Einfühlungsvermögen eines Menschen stark vertiefen kann.

Methode „Innerer Energiekörper“: Mit dieser Übung wird die innere Welt aktiviert, je mehr Sinne „weggeschalten“ werden, desto eher wird die innere Energie verpürt in Form eines „Kribbeln“. Es wird wie beim Body-Scan der Körper gescannt, allerdings eingeteilt in größere Bereiche wie Unterschenkel, Oberschenkel usf.. Bei fortgeschrittenen Übungsverlauf kann tiefer ins Detail gegangen werden. Ziel ist es, diese innere Energie zu spüren. Sie kann mal stärker und mal schwächer sein. Zum Abschluss wird wieder der gesamte Körper wahrgenommen. Diese Übung hat eine sehr gute Wirkung bei Erschöpfungszuständen, kurz vor Krankheiten und immer dann, wenn es gut ist die körpereigene Energie zu fühlen. Es ist auch nicht notwendig, immer den ganzen Körper zu scannen, es funktioniert auch bei einzelnen Stellen. Nach dem Sport können damit beanspruchte Regionen leichter regenerieren. Ich selbst habe festgestellt, dass bei Anwendung dieser Übung in der Gondel krampfartige Schmerzen in den Füssen, ausgelöst durch Schi fahren, anschließend weg waren und dem weiteren Schivergnügen nichts mehr im Wege stand.

11.1 Das Gesetz der Resonanz vs. Synchronizität

Das Sprichwort: „Wie du in den Wald hineinrufst, so schallt es auch zurück.“ Ist ein gutes Gleichnis für das Resonanzprinzip. Vereinfacht besagt dieses Prinzip, dass alles, was uns passiert, auch mit uns selbst zu tun hat. Das Gesetz der Resonanz ist ein physikalisch nachgewiesenes Gesetz, mit der Annahme, dass alles Energie ist, diese Energie Schwingungen erzeugt und in die Umwelt abgibt. Sind wir also in Resonanz mit uns selbst, dann sind wir im Gleichklank mit unseren Schwingungen. Die Motivationsforscherin Vera Birkenbiehl schrieb, dass in den Augenblicken, wo wir ausschließlich im Hier und Jetzt sind, alle Teile von uns in Resonanz mit uns selbst sind und nannte dies Eigen-Resonanz (Birkenbihl, 2005).

Die Wissenschaft der Attraktorfelder erklärt die Kausalität versus Akausalität. Von Synchronizität wird gesprochen, wenn Ereignisse gemeinsam auftreten, aber nicht in einer äußeren kausalen Beziehung stehen. Sie haben allerdings einen inneren Zusammenhang. Auch hier gilt die Annahme, dass Synchronizität (als Sprache des Universums) wie ein Spiegel fungiert und das reflektiert, was wir im Inneren glauben. Es empfiehlt sich daher, auf das Universum einzustellen.

Der Psychoanalytiker C. G. Jung hat diesen Begriff geprägt für die Beschreibung akausaler aber sinnfälliger Zusammentreffen von Ereignissen (Ballmer, 2010). Er nennt das auch das „kollektive Unterbewusstsein“, welches auch Hüther sehr ähnlich in seinem Buch „Etwas mehr Hirn bitte“ beschreibt (Hüther, 2016). Allerdings ist das Universum nicht mit einem Versandhaus zu verwechseln. Louise Hay beschreibt in allen ihren Büchern, dass das Universum als Kraft alles für uns bereit hält, solange wir uns nicht blockieren, allerdings können wir es uns nicht aussuchen, sondern wir müssen dem Universum vertrauen, wie und mit was es für uns sorgt. Sind wir in perfekter Resonanz mit dem Universum, dann werden wir häufiger Synchronizitäten als „positive Zufälle“ erleben. Auch Intuition kann als solche innere Synchroizität aufgefasst werden, denn sie ist plötzlich da und fühlt sich ganz real an. Das Vertrauen darauf passiert in unserem Kopf mit loslassen. Unser Kopf und unser Ego stören diese Abläufe und unsere Resonanz. Wir leben in einem selbsterfüllenden System durch unsere Wahrnehmung, unser anschließendes Interpretieren und Denken.

Methode „Begeisterung-Matrix“: Dieses soll helfen zu unserer Begeisterung zurückzufinden und den inneren Widerstand für Aufgaben in einen Nicht-Widerstand umzuwandeln. Gleichzeitig lässt es sich gut als Hilfe im Zeitmanagement verwenden.

Begeisterung / Nicht Widerstand				Priorität
4 nützlich	3 bereitwillig	2 Freude	1 Begeisterung	
				A
				B
				C
				D

Tabelle 1: Begeisterungs-Matrix

Gerade bei einem Start eines Projektes soll darauf geachtet werden, dass so viel wie möglich in der Spalte 1 eingetragen wird und immer von 1 nach 4 gearbeitet wird. „Zuerst die Arbeit dann das Spiel“ ist das falsche Training für ein Mind-Set, denn damit wird der Nicht-Widerstand trainiert. Die Idee ist, die Sache zu verstehen und sich auf Begeisterung zu primen, um auf alle anderen Bereiche auszustrahlen. Es ergibt auch Sinn, sich sein eigenes System zu verkleinern, um möglichst wenigen Abhängigkeiten zu unterliegen.

11.2 Das „Ego"

Hawkins definierte alle Bewusstseinsebenen unter 200 als Ego-Bewusstseinsebenen. Die Ebenen ab 200 brauchen diese egorischen[6] Strukturen nicht mehr. Das Ego-Problem ist immer nur für das Ego selbst ein Problem. Das Ego war und ist unsere lebenserhaltende Instanz, daher werden Strukturen als Schutzmechanismus für das ICH entwickelt. Die psychologische Ebene macht aus dem UNS ein ICH und erhält sich damit am Leben. Die Energie wird erschaffen aus der Bildung von Rollen und der Identifizierung mit dieser ICH-Ebene. Diese Rollenidentifizierung bringt uns dazu, uns zu verteidigen (Tolle, 2014). Laut Tolle sind die grundlegenden Muster des Egos auf Angst und Mangelgefühl mit Widerstand, Macht, Kontrolle, Gier, Angriff und ständig aktiven Abwehrverhalten angelegt. Davon nährt es sich und ist ständig bereit zu kämpfen. Daher ist es wichtig, nicht dagegen anzukämpfen. Es ist ein positives Zeichen. Wenn das Ego mit der Hingabe in das Jetzt akzeptiert wird, verwandelt sich dieser Unfrieden in Frieden.

Als Beispiel von den Bewusstseinsebenen von Hawkins kann der Wert 150 für die Ebene Wut (mit Bezug auf „Recht haben") hergenommen werden. Das ganze Leben besteht aus „150er-Einladungen". Gemeint wird damit, dass mein Ego das Gefühl hat, auf ein Mail, eine Aussage oder ähnlichem etwas erwidern zu „müssen". Es ist gar nicht leicht diesen „Einladungen" zu widerstehen. Wir haben aber alle die Freiheit, je nach innerem Frieden, auf so eine Einladung zu reagieren oder auch nicht. Ist mir das bewusst, kann ich aktiv handeln. Eine Möglichkeit solche Situationen zu entschärfen ist, diesen „Reagierenden" in mir eine Reaktion zu erlauben, allerdings nur für mich selbst. Z. B. wird ein Mail beantwortet, allerdings nicht abgesendet. Nach einiger Zeit kann dieses Mail nochmals gelesen werden. Davor lohnt es sich auf eine andere Ebene mittels bereits erlernten Mentaltechniken zu primen und den Text von den „150er- Füllwörtern" zu „befreien".

Methode „Rollen verbrennen": Für jede Rolle wird ein Stein oder ähnliches genommen. Auf diese Rollen (Steine) wird dreimal mit den Worten „Raus aus der Rolle" gestampft. Anstelle der Steine kann auch Papier, das verbrannt wird, ver wendet werden. Selbstredend ist dabei auf die erforderliche Sicherheit achten.

---

[6] Egorisch bezieht sich auf das Wort „Selbst" mit direkter Verbindung zur Theorie des Denkens und dem „Sein". Ist eine Wort-Neu-Schöpfung, da es künstlich verändert wurde.

Methode „Thymusdrüse klopfen“: In Stresssituation, zu Beginn von Mentaltrainings sowie bei Müdigkeit bringt das Klopfen der Thymusdrüse Entspannung, Kraft und Energie wie auch Gelassenheit. Die Thymusdrüse spielt für die Immunabwehr eine große Rolle und liegt im mittleren Bereich des Brustkorbes hinter dem Brustbein (innerhalb der Halskuhle). Mit den Fingerspitzen oder auch mit der Faust wird sanft etwa eine Minute lang geklopft (kann auch mehrmals täglich sein) (Grüneberg & Driver, 2015)

Noch mehr Möglichkeiten sich bei Änderungen von Glaubenssätzen mit Klopfmethoden zu helfen finden sich in der MET-Klopftherapie, die auf die Meridiane ausgerichtet ist (Franke & Franke, 2011).

11.3 Nicht-Ego vs. Ego

Beide Strukturen sind in uns! Jehr mehr Zeit im Nicht-Ego verbracht wird, desto freier und friedvoller ist unser „Sein“. Das Ego will das Ego loswerden, weil für das Ego Unzufriedenheit herrscht und der Glaube vorliegt, es wäre besser, wenn es nicht mehr vorhanden wäre.. Mit einem Bestreben etwas loszuwerden, wird das Vorhandensein lediglich verstärkt. Der junge Satsang-Lehrer[7] Benthino Massaro sagt: „*You cannot kill your ego, you got to love it to death!*“ Loswerden wollen und dagegen kämpfen stärkt also unser Ego, wenn wir es annehmen und bewusst liebevoll begegnen, dann wird es sich bestätigt fühlen und befriedigt.

---

[7] Satsang heißt Umgang, oder im Kontext: „gemeinsame Wahrheit“ und bezeichnet eine indische Philosophie

11.4 Projektionen

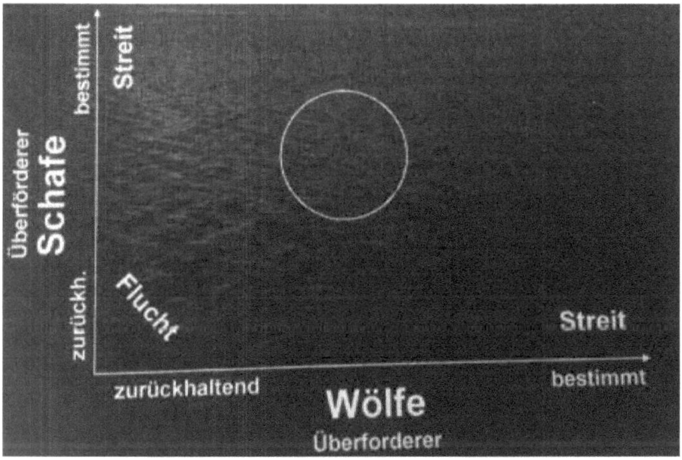

Abbildung 5: Projektionsebenen (Pachner, 2016)

Projektionen sind nur Abbilder der Wirklichkeit. Im vorliegenden Beispiel (siehe nebenstehende Abbildung) stehen die Schafe als Förderer für introvertierte Typen. Im Gegensatz dazu sind die Wölfe als Forderer die extrovertierten. Es entwickeln sich zwei Projektionsebenen: Die Schafe sind ihrer Mentalität entspechend darauf trainiert es allen recht zu machen und werden damit zu Überförderer. Die Wölfe wiederum fordern sehr viel mutieren damit zu Überforderer und sind auf Unzufriedenheit trainiert, glauben aber, sie sind ohnehin Schafe. Letztendlich wollen beide auf ihre Art und Weise das Gleiche. Nämlich, dass die anderen das tun, was sie selbst wollen.

Daraus hat sich ein System entwickelt und beide geben sich einander die Schuld und stabilisieren es. Das ist ein Konzept (keine Wahrheit), um das Verstehen von Beziehungen und Kommunikation zu begreifen. Menschen sind nicht nur Schaf oder nur Wolf. Damit wird Bezug auf die Struktur des anderen genommen, sobald der im Bild zu stehende Kreis betreten wird. Das System kann jederzeit durchbrochen werden. In der Kommunikation geht es nie um die Sache die einem vorgeworfen wird, dahinter steht ein anderes Bedürfnis. Dieses gilt es herauszufinden, da es auch dem anderen meistens gar nicht bewusst ist.

In Teams ist es besonders wichtig, Projektionen zu erkennen und mit Ehrlichkeit auf allen Ebenen zu reagieren. Kontext statt Inhalt, positive Ereignisse ansprechen, Dankbarkeit zeigen, Gelassenheit fördern sind Möglichkeiten Positivität ins Kollektiv zu bringen und von Negativität unbeeindruckt zu bleiben.

11.5 Gefühle vs. Spüren

Ein Gefühl ist eine Wahrnehmung über den Zustand des eigenen Körpers oder auch einer Emotion. Gefühle lassen sich nicht kontrollieren. Sie entstehen aufgrund der oben genannten Bedingungen. Sie sind passiv, autonom und der Mensch wird von ihnen sozusagen überrollt. Gefühlen freien Lauf zu lassen bedeutet, nur mehr PassagierIn zu sein.

Das Spüren ist bewusstes Wahrnehmen und Fühlen bzw. auch instinktives Merken („Hier stimmt etwas nicht!"). Spüren passiert aktiv und willentlich. Jeder Mensch ist in der Lage bewusst „hin" zu spüren. Das Trainieren dieses Zustandes bewirkt, nicht mehr nur PassagierIn zu sein, sondern auch PilotIn.

Um Gefühle beschreiben zu können, muss derjenige / diejenige hinspüren können. Aktives Hinspüren kann trainiert werden. Es wird die emotionale Körperwahrnehmung erforscht und das passiert durch das Schlüpfen in die Beobachterrolle, entkoppelt vom Ereignis bzw. Schmerz. Schmerz bezieht seine Kraft aus unserem Widerstand und kann nur durch unser Annehmen und Akzeptieren leichter werden.

Methode „Introvision": Diese Übung entkoppelt aus der identifizierten Rolle Schmerzen und negative Gefühle von sich selbst. Die Anwendung kann auch als stufenweises Training verwendet werden und das erste Mal wird längere Zeit in Anspruch nehmen als die weiteren Übungsverläufe. Introvision geschieht in zwei Schritten. Im ersten Schritt wird das Gefühl angenommen und ein ehrliches, tiefes „Ja" ausgesprochen. Der Widerstand gegen das Gefühl soll völlig aufgelöst werden und eine Öffnung zum Gefühl möglich sein. Im zweiten Schritt wird das Gefühl erforscht. Dabei werden drei Fragen gestellt:

1.) Wo ist das Gefühl / der Schmerz genau?

2.) Wie fühlt sich das Gefühl / der Schmerz genau an?

3.) Wo ist der Mittelpunkt des Gefühls / des Schmerzes?

Jetzt wird gefühlt und wahrgenommen was zum Fühlen und Wahrnehmen ist. Das Ziel ist, eins mit dem Gefühl zu werden. Wird diese BeobachterInnen-Rolle verlassen, kommt das Gefühl bzw. der Schmerz wieder, allerdings in einer anderen Intensität. Durch langes Verbleiben in der Introvision bzw. durch öfteres Wiederholen (hintereinander) kann die Intensität sehr stark verringert werden.

12 Gesundheit und Mentaltraining

In den vorangegangenen Kapiteln wurde viel Hintergrundwissen und Theorie allgemein unseren Körper betreffend sowie auch zum Mentaltraining vermittelt. Ebenso wurden zahlreiche Methoden angeführt. In diesem letzten Kapitel der Diplomarbeit gehe ich explizit auf die Vorteile und Bedeutung des Mentaltrainings für unsere Gesundheit ein.

Mentaltraining wird von vielen noch immer vorrangig als leistungssteigernde Methode im Bereich Sport angesehen. Auch wird es oft gleichgestellt mit Coaching, dass oft als Methode für problemlastige Situationen geachtet wird. Mentaltraining ist - nach meiner bisherigen Erfahrung - für Personen jeden Alters (Kleinkinder indirekt über die Bezugspersonen) nicht nur hilfreich sondern in Bezug auf die körperliche Gesundheit auch notwendig. Leider gibt es bislang in Österreich keine Bereitschaft der Finanzierung durch die Sozialversicherungsträger. Wäre das der Fall, dann wäre es einerseits aus finanziellen Gründen einem weitaus größeren Kreis zugänglich und andererseits käme es zu einer breiteren gesellschaftlichen Akzeptanz, die wiederum viel mehr Menschen, die Möglichkeit eröffnet, Mentaltraining auszuprobieren und sich mit dem Thema auseinanderzusetzen.

Louise Hay hat mit einer Ärztin alle Organe des Körpers in Zonen gegliedert und herausgefunden, dass diese mit bestimmten Wertehaltungen, Muster und Einstellung verknüpft sind. Wenn diese negativ sind und zu lange auch negativ trainiert werden, werden genau in diesen Organen gesundheitliche Probleme auftreten. Sie bringen zu jeder Zone positive Affirmationen, um diese wieder heilen zu können (Hay & Schulz, Gesund sein, Das neue Programm zur Selbstheilung, 2013). Affirmationen sind Teil des Mentaltrainings. Als schnelle Lösung hat Louise Hay schon 1976 ein „kleines Buch" von Affirmationen herausgebracht, wo sie zu allen körperlichen Problemen den wahrscheinlichen Grund mit einem neuen Gedankenmuster verknüpfte (Hay, Heile deinen Körper: Seelisch-geistige Gründe für körperliche Krankheit, 1989).

Alle in dieser Arbeit zitierten ExpertInnen haben in Ihren Werken die Verbindung Gesundheit zu Denken und Benutzen des Verstandes hergestellt und lassen erkennen, dass nur durch eine Änderung der Denkensmuster und den Einstellungen zum Leben und anderen Menschen ein gesunder Körper und damit einhergehend auch ein gesunder Geist möglich ist.

Wenn ich loslasse, was ich bin,

werde ich, was ich sein könnte.

Wenn ich loslasse, was ich habe,

bekomme ich, was ich brauche.

Lao Tse

13 Verzeichnisse

13.1 Literaturverzeichnis

Ballmer, K. (2010). Synchronizität: gleichzeitigkeit, Akausalität und "Schöpfung aus dem Nichts" bei C.G. Jung und Rudolf Steiner. Edition LGC, 2. Auflage.

Bandler, R., & Grinder, J. (2010). Reframing. Junfermann Verlag, Paderborn, 9. Auflage.

Berne, E. (1991). Transaktionsanalyse der Intuition: Ein Beitrag zur Ich-Psychologie. Junfermann Verlag, 4. Auflage.

Birkenbihl, V. F. (2005). Humor: An Ihrem Lachen soll man Sie erkennen. mvg Verlag, 6. Auflage.

Csikszentmihályi, M. (2010). Das flow-Erlebnis. Jenseit von Angst und Angst und Langeweile: im Tun aufgehen. Klett-Cotta, Stuttgart, 10. Auflage.

de Sampaio Kalkuhl, A. (16. 07 2015). Welt der Physik. Von http://www.weltderphysik.de/detektor/physik-pur/der-schmetterlingseffekt/ abgerufen

Dohnal, M. (2015). Wie irritiere ich das Kundensystem. Viele Werkzeuge im Coaching führen zum Ziel. Wien: Grin Verlag, Diplomarbeit.

Franke, R., & Franke, R. (2011). 100 Situationen, in denen Sie klopfen sollten. Integral Verlag München.

Grüneberg, R., & Driver, O. (2015). Innertouching: Den Stress einfach wegklopfen. Schirner Verlag.

Hawkins, D. R. (2014). Die Ebenen des Bewußtseins Von der Kraft, die wir ausstrahlen. VAK Verlags GmbH, 8. Auflage.

Hay, L. (1989). Heile deinen Körper: Seelisch-geistige Gründe für körperliche Krankheit. Lüchow Verlag.

Hay, L. (2004). Du kannst es!: Durch Gedankenkraft die Illusion der Begrenztheit überwinden. Heyne Verlag München, 9. Auflage.

Hay, L., & Schulz, M. L. (2013). Gesund sein, Das neue Programm zur Selbstheilung. Hörbuch Hamburg, 2. Auflage, 2 CDs.

Hüther, G. (2016). Etwas mehr Hirn, bitte. Vandenhoeck & Ruprecht GmbH & Co KG, Hörbuch.

Iding, D. (2012). Der kleine Achtsamkeitscoach. Gräfe und Unzer Verlag.

Kayer, T. (11. 11 2016). Diplomierte MentaltrainerIn. Lanzarote: Kayer Thomas.

Kirchler, E., & Endres, M. (2014). Einführung in die Wirtschaftspsychologie. FFH Gesellschaft zur Erhaltung und Durchführung von Fachhochschulstudiengängen m.b.H.

Lazarus, R. S. (1968). Emotions and adaptation: conceptual and empirical relations. Lincoln: University of Nebraska Press.

Millmann, D. (2013). Der Pfad des friedvollen Kriegers. Wilhelm Heyne Verlag, 5. Auflage.

Pachner, H. (11. 11 2016). Dipl. MentaltrainerIn. Lanzarote: GESU Institut.

Pantalon, M. (2012). Motivation. dtv Verlagsgesellschaft mbH & Co KG, München.

Schulz von Thun, F. (2010). Miteinander reden 1: Störungen und Klärungen: Allgemeine Psychologie der Kommunikation. Rohwolt Taschenbuchverlag, 48. Auflage.

Seiwert, L. (2016). Das 1 x 1 der Persönlichkeit. Gräfe und Unzer Verlag GmbH, e-Book.

Theiler, W. (1979). Über die Seele von Aristoteles: De Anima. Darmstadt.

Tolle, E. (2014). Leben im Jetzt: Das Praxisbuch. Goldmann Verlag.

Von Hirschhausen, E. (2011). Glück kommt selten allein. Rowohlt Taschenbuch Verlag, 16. Auflage.

Watzlawick, P. (2015). Wie wirklich ist die Wirklichkeit. Wiper Verlag München, 16. Auflage.

Watzlawick, P., Beavin, J. H., & Jackson, D. D. (2011). Menschliche Kommunikation: formen, Störungen, Paradoxien. Huber Verlag, 12. Auflage.

13.2 Abbildungsverzeichnis

13.3 Tabellenverzeichnis

13.4 Online-Verzeichnis

Bild Superkompensation: http:www.lauftipps.ch/fileadmin/_migrated/pics/superkompensation_down.gif [Abruf 04.02.2017]

Video Dr. Gerald Hüther, Vortrag: Gelassenheit hilft – Eine Anregung für Gehirnbenutzer. Online: https://www.youtube.com/watch?v=2XlJmew2lK4 [Abruf 05.02.2017]